# 消化道双镜联合手术图谱

# LECS

Laparoscopy and Endoscopy Cooperative Surgery

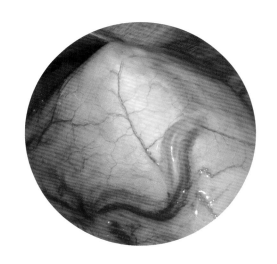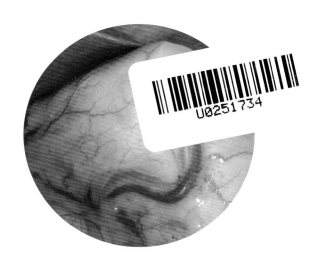

（日）日本腹腔镜内镜联合手术研究会 编

管文贤 钟文其 邹晓平 译

辽宁科学技术出版社
·沈 阳·

# 译者名单

■ 主译

**管文贤** 南京大学医学院附属鼓楼医院

**钟文其** 南京大学医学院附属鼓楼医院

**邹晓平** 南京大学医学院附属鼓楼医院

# 执笔者一览

■ 編集

**腹腔鏡・内視鏡合同手術研究会**

代表：**比企直樹**　　がん研有明病院消化器センター外科胃担当部長

幹事：**布部創也**　　がん研有明病院消化器センター外科胃医長


■ 執筆　（掲載順）

| | | |
|---|---|---|
| 比企　直樹 | がん研有明病院消化器センター外科胃担当部長 |
| 寺島　雅典 | 静岡県立静岡がんセンター胃外科部長 |
| 徳永　正則 | 静岡県立静岡がんセンター胃外科医長 |
| 本田　晋策 | 静岡県立静岡がんセンター胃外科 |
| 山本　頼正 | がん研有明病院消化器センター内科医長 |
| 滝沢　耕平 | 静岡県立静岡がんセンター内視鏡科医長 |
| 小野　裕之 | 静岡県立静岡がんセンター副院長 / 内視鏡科部長 |
| 川平　　洋 | 千葉大学フロンティア医工学センター准教授 |
| 林　　秀樹 | 千葉大学フロンティア医工学センター教授 |
| 松原　久裕 | 千葉大学大学院医学研究院先端応用外科学教授 |
| 布袋屋　修 | 虎の門病院消化器内科（胃腸）医長 |
| 春田周宇介 | 虎の門病院消化器外科（上部消化管） |
| 篠原　　尚 | 虎の門病院消化器外科（上部消化管）医長 |
| 辻本　広紀 | 防衛医科大学校上部消化管外科科長 / 講師 |
| 平木　修一 | 防衛医科大学校上部消化管外科助教 |
| 稲木　紀幸 | 石川県立中央病院消化器外科診療部長 |
| 新美　惠子 | 東京大学医学部附属病院検診部特任助教 / 消化器内科 |
| 愛甲　　丞 | 東京大学大学院医学系研究科消化管外科学助教 |
| 山下　裕玄 | 東京大学大学院医学系研究科消化管外科学講師 |
| 藤城　光弘 | 東京大学医学部附属病院光学医療診療部部長 |
| 瀬戸　泰之 | 東京大学大学院医学系研究科消化管外科学教授 |
| 小池　和彦 | 東京大学医学部附属病院消化器内科教授 |
| 後藤　　修 | 慶應義塾大学医学部腫瘍センター低侵襲療法研究開発部門助教 |
| 竹内　裕也 | 慶應義塾大学医学部一般・消化器外科 / 上部消化管外科准教授 |
| 北川　雄光 | 慶應義塾大学医学部一般・消化器外科教授 / 腫瘍センター長 |
| 矢作　直久 | 慶應義塾大学医学部腫瘍センター低侵襲療法研究開発部門教授 |
| 山口　紀子 | 昭和大学横浜市北部病院消化器センター講師 |
| 井上　晴洋 | 昭和大学江東豊洲病院消化器センター長 / 教授 |
| 工藤　進英 | 昭和大学横浜市北部病院消化器センター教授 |
| 西﨑　正彦 | 岡山大学大学院医歯薬学総合研究科消化器外科学講師 |

| | | |
|---|---|---|
| 岡田　裕之 | 岡山大学大学院医歯薬学総合研究科消化器・肝臓内科学教授 |
| 藤原　俊義 | 岡山大学大学院医歯薬学総合研究科消化器外科学教授 |
| 布部　創也 | がん研有明病院消化器センター外科胃医長 |
| 阿部　展次 | 杏林大学医学部消化器・一般外科准教授 |
| 竹内　弘久 | 杏林大学医学部消化器・一般外科助教 |
| 橋本　佳和 | 杏林大学医学部消化器・一般外科助教 |
| 大木亜津子 | 杏林大学医学部消化器・一般外科助教 |
| 長尾　　玄 | 杏林大学医学部消化器・一般外科助教 |
| 正木　忠彦 | 杏林大学医学部消化器・一般外科教授 |
| 森　　俊幸 | 杏林大学医学部消化器・一般外科教授 |
| 杉山　政則 | 杏林大学医学部消化器・一般外科教授 |
| 北城　秀司 | KKR 斗南病院鏡視下手術センター長 |
| 山本　和幸 | KKR 斗南病院消化器外科 |
| 川原田　陽 | KKR 斗南病院消化器外科科長 |
| 平澤　俊明 | がん研有明病院消化器センター内科副医長 |
| 山崎　公靖 | 昭和大学医学部消化器・一般外科講師 |
| 村上　雅彦 | 昭和大学医学部消化器・一般外科教授 |
| 大圃　　研 | NTT 東日本関東病院消化器内科内視鏡部部長 |
| 為我井芳郎 | がん研有明病院内視鏡診療部副部長 |
| 福長　洋介 | がん研有明病院消化器センター外科下部消化管担当副部長 |
| 岸原　輝仁 | がん研有明病院内視鏡診療部副医長 |
| 千野　晶子 | がん研有明病院内視鏡診療部医長 |
| 上野　雅資 | がん研有明病院消化器センター外科下部消化管担当部長 |
| 五十嵐正広 | がん研有明病院内視鏡診療部長 |
| 竹中　　誠 | がん研有明病院 ME センター主任 |
| 芝﨑　秀儒 | 国立がん研究センター東病院胃外科医長 |
| 西田　俊朗 | 国立がん研究センター東病院病院長 |
| 木下　敬弘 | 国立がん研究センター東病院胃外科長 |
| 森　　宏仁 | 香川大学医学部消化器・神経内科学講師 / 愛媛労災病院外科 |
| 長尾さやか | 東邦大学医療センター大橋病院外科助教 |
| 渡邉　　学 | 東邦大学医療センター大橋病院外科准教授 |
| 斉田　芳久 | 東邦大学医療センター大橋病院外科教授 |
| 吉川　貴己 | 神奈川県立がんセンター消化器外科部長 |
| 尾形　高士 | 神奈川県立がんセンター消化器外科医長 |
| 長　　晴彦 | 神奈川県立がんセンター消化器外科医長 |
| 河野　　真 | 東京医科大学消化器内科 |
| 鈴木　　翔 | 東京医科大学消化器内科 |
| 後藤田卓志 | 東京医科大学消化器内科准教授 |

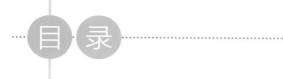

# 目 录

# Ⅳ 其他

# Ⅴ LECS 相关基础及展望

# 消化道双镜联合手术（LECS）概论

**比企直树**

癌研有明医院消化中心外科

虽然从 2000 年开始，就已经对早期胃癌开展了胃的部分切除术，但至今还存在许多问题，如从胃的浆膜面极难确定正确的切除线，切除后切缘阳性，为正确切除所插入的指示导丝被自动缝合器咬合等。对于早期胃癌，也因有了内镜下黏膜下层剥离术（endoscopic submucosal dissection，ESD），导致较少应用胃局部切除，胃局部切除多应用于如胃黏膜下肿物等极特殊的病变。即使对于向胃腔内发育的胃黏膜下肿瘤，如连同胃壁将肿瘤一起包裹后切除，常会因切除过多的胃壁使残胃发生变形，在贲门及幽门的部位甚至会引起狭窄而导致食物通过障碍。

2006 年，由比企等开发的消化道双镜联合手术（laparoscopic and endoscopic cooperative surgery，LECS）可在腹腔镜及内镜下同时观察肿瘤的全貌，在内镜下明确胃切除的范围，在腹腔镜下确保安全的手术视野，进行缝合关闭。应用 ESD 技术对肿瘤进行周围切开，切开黏膜及黏膜下层以获得切除线。在内镜下进行人工穿孔，将超声刀插入穿孔中，沿着切除线正确地完成胃壁切除（图 1）。还可在内镜的监视下，实时确认进行手术，从而在胃的浆膜面也能正确进行胃的部分切除。通过这种方法，可确保最小范围内的胃切除，预防胃变形。LECS 打破了完全在胃浆膜侧进行手术的理念，确立了联合内镜医生及外科医生在胃的黏膜及浆膜侧同时完成手术的新概念。

在这之后，比企等还相继开发了 NEWS（non-exposed endoscopic wall-inversion surgery，非穿孔式内镜下胃壁内翻切除术）（图 2）以及 CLEAN-NET（combination of laparoscopic and endoscopic approaches to neoplasia with non-exposure technique）（图 3）等 LECS 相关技术，因此将 2006 年比企所发表的 LECS 称作经典 LECS，以与其他的 LECS 相关技术相区别。

因为经典 LECS 是将胃壁开放的一种手术，所以胃液可流至腹腔内，若胃内有肿瘤细胞，肿瘤也可向腹腔内散布引起播种。因此，为了预防胃液流入腹腔以及肿瘤与腹膜接触，布部等报道了王冠法反向 LECS（inverted LECS with crown methods），即在切离胃壁时，将胃壁像王冠状吊起，在胃腔内切除标本并将其通过食道取出，显示其作为早期胃癌治疗方法的可能性。

另一方面，后藤等开发的 NEWS 或井上等开发的 CLEAN-NET，在

①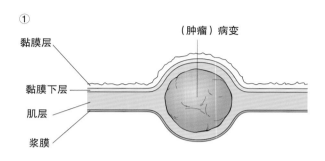

黏膜层
黏膜下层
肌层
浆膜
（肿瘤）病变

③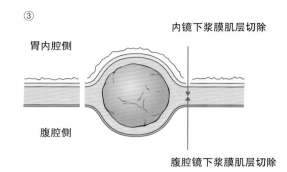

胃内腔侧
腹腔侧
内镜下浆膜肌层切除
腹腔镜下浆膜肌层切除

② 通过内镜行黏膜、黏膜下层切开

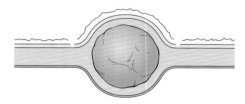

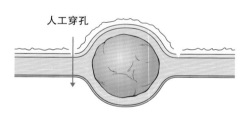

人工穿孔

通过吻合器
或手工缝合

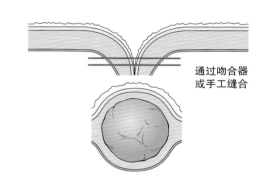

图 1　LECS

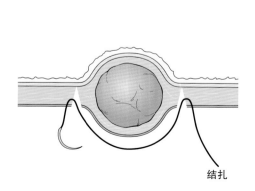

结扎

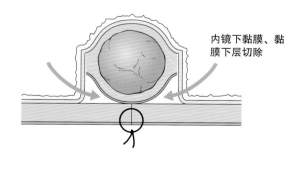

内镜下黏膜、黏
膜下层切除

图 2　NEWS

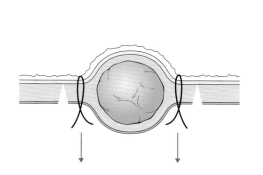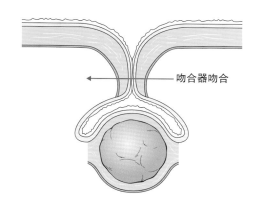

吻合器吻合

图 3 CLEAN-NET

开放胃腔的情况下，将胃进行局部切除。但从肿瘤的大小、位置以及手术难易度上看，王冠法反向 LECS（inverted LECS with crown methods）的应用范围更广。

今后，对于这些 LECS 相关技术，特别需要明确其安全性。从感染、肿瘤学的角度看，对于早期胃癌或伴有黏膜缺损的胃肠间质癌（gastrointestinal stromai tumors，GIST），本技术也具有一定的应用前景。

## 文献

[1] Seto Y，Yamaguchi H，Shimoyama S，et al：Results of local resection with regional lymphadenectomy for early gastric cancer. Am J Surg 2001；182（5）：498-501.

[2] 比　企 N，YamamotoY，Fukunaga T，et al：Laparoscopic and endoscopic cooperative surgery for gastrointestinal stromal tumor dissection. Surg Endosc 2008；22（7）：1729-1735.

[3] Goto O，Takeuchi H，Kawakubo H：Feasibility of non-exposed endoscopic wall-inversion surgery with sentinel node basin dissection as a new surgical method for early gastric cancer：a porcine survival study. Gastric Cancer 2014；Mar 12.

[4] Inoue H，Ikeda H，Hosoya T，et al：Endoscopic mucosal resection，endoscopic submucosal dissection，and beyond：full-layer resection for gastric cancer with non-exposure technique（CLEAN-NET）. Surg Oncol Clin N Am 2012；21（1）：129-140.

[5] 比企 N，Nunobe S，Matsuda T，et al：Laparoscopic endoscopic cooperative surgery. Dig Endosc 2015；27（2）：197-204.

[6] Nunobe S，比企 N，Gotoda T，et al：Successful application of laparoscopic and endoscopic cooperative surgery(LECS) for a lateral-spreading mucosal gastric cancer. Gastric.Cancer 2012；15（3）：338-342.

[7] Goto O，Mitsui T，Fujishiro M，et al：New method of endoscopic full-thickness resection：a pilot study of non-exposed endoscopic wall-inversion surgery in an ex vivo porcine model. Gastric.Cancer 2011；14（2）：183-187.

# I

# 经典 LECS

# 腹腔镜要点

**寺岛雅典，德永正则，本田晋策**
静冈县静冈癌中心胃外科

LECS 是日本癌研有明医院的比企等所开发的术式。在行胃部分切除中，不可避免地会切除部分正常组织，而本式可最低限度地切除正常组织并预防胃变形，是一种优秀的术式。对于以间质瘤为主的胃黏膜下肿瘤，胃的部分切除是治疗的标准术式，LECS 作为最合适的手术方式正快速普及。此前，外科医生和内镜医生联合手术的机会较少，LECS 作为一种推进外科医生及内镜医生共同诊疗、一起参与的医疗模式得以推广。

LECS 原本是以胃的黏膜下肿瘤为诊疗对象，但由于不断推出各种改良术式，现在可应用于多种疾病和脏器。

本文以胃黏膜下肿瘤为对象，介绍经典 LECS。笔者将从腹腔镜外科的角度出发，介绍 LECS 的要点和实际操作技巧。

## 适应证

适合于《GIST 诊疗指南》中作为切除适应证的胃间质瘤或胃黏膜下病变，考虑到其风险分类，对于肿瘤直径在 5cm 以下的，比较适合进行腹腔镜切除。其中向着胃腔内发育的腔内发育型或混合型肿瘤为 LECS 良好的适应证。并且在经典 LECS 中，要以表面无凹陷（delle）的肿瘤为手术适应证，以防止医源性种植转移。

对于肿瘤的部位，本术式目前暂无特别的限制，在胃间质瘤好发的胃上部，即使是离贲门相当近的肿瘤也可实施。但对于与贲门相邻的肿瘤或极近（距离小于 1cm）的肿瘤，为了防止胃变形及反流，在操作技巧上必须精益求精。

## 腹腔镜下的操作过程

### 穿刺孔的设置

目前多采用普通腹腔镜下胃切除术为基准的倒梯形五孔穿刺法（图 1）。随着技术的成熟，也开始尝试减少穿刺孔数量，可使用单孔式或在单孔式中使用小孔钳（2 ~ 3mm 钳子）进行手术（图 1）。这对于胃前壁肿瘤的手术是比较容易的，但是如果病变在胃上部后壁，血管处理后必须将胃翻转后才能操作，单孔或少孔手术十分困难。

气腹压通常在 10mmHg，但当进行内镜操作时，若气腹压下降至 6mmHg，则内镜充气较为困难。

当在内镜下进行送气时，为防止远侧空肠的扩张，要在离 Treitz 韧带肛侧附近的空肠上阻断肠管。如选择使用 $CO_2$ 时，肠管阻断就不必考虑。

## •处理血管

在进行内镜手术前，需要在腹腔镜下离断胃壁预定切除区域的血管（图2）。内镜下通常使用 IT 刀进行胃壁切除，但几乎无法处理胃壁粗大的血管，所以应预先使用超声刀或血管闭合设备进行离断和止血。

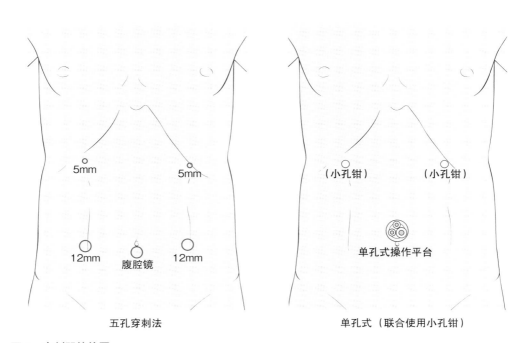

五孔穿刺法　　　　　　　　　　单孔式（联合使用小孔钳）

图 1　**穿刺器的位置**

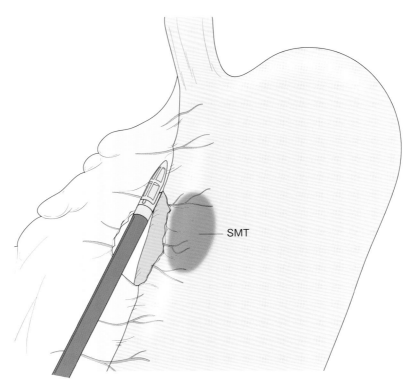

图 2　**处理血管**

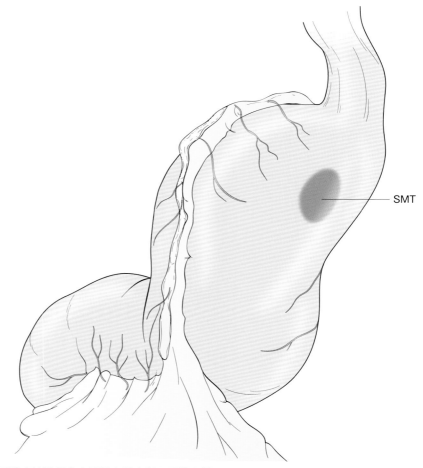

SMT

图 3　对胃后壁病灶进行大弯侧的血管离断及胃的翻转

　　对于位于贲门周围小弯侧的肿瘤，为了预防胃内容物排空延迟，一定要保留迷走神经的胃前支、胃后支以及与其所连续的鸦爪神经支。

　　如当肿瘤位于胃后壁时，有必要事先切除大网膜，开放网膜囊，露出胃后壁（图3）。对于位于胃上部尤其是位于胃底后壁的肿瘤，通常需要切断胃短动脉。

### ● 内镜的辅助操作

　　在结束胃壁血管的处理后，进行内镜操作。如无腹腔镜下的操作，则终止气腹状态，关闭腹腔镜的光源。内镜下，通常使用针状刀对胃壁人工穿孔，再使用 IT 刀开始全层切开。此时，因内镜下送气难以维持胃的膨胀、获得满意视野，且内镜的手术刀有可能接触周边脏器或腹膜，导致脏器损伤。为了回避这些风险，在胃壁穿孔后，有必要通过腹腔镜进行辅助。对于前壁或大弯处的病变，仅将胃壁钳持提起即可；对于后壁的病变，需要将胃进行翻转后向腹侧提起（图4）。此时，内镜下确认部位可能变得困难，因此需与内镜医生协调，并从腹腔侧、管腔侧多次反复确认病变的部位、口侧、肛侧、大弯侧、小弯侧便非常重要。此外，气腹压可与平时相同，而腹腔镜的光源不能与内镜直接相对，各自的轴需要避开，且腹腔镜的光的强度要下降至原来的40%，这样便于内镜下的操作。

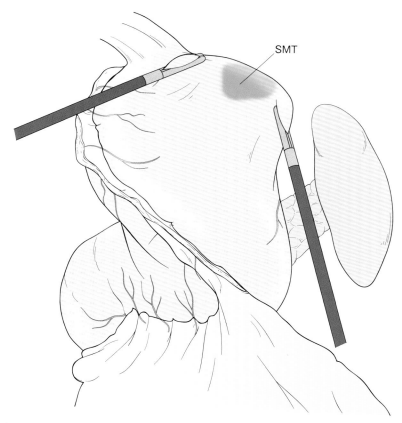

SMT

图 4　**把持胃壁**

## 切除胃壁

在以往的经典 LECS 术中，胃壁穿孔后的全层切开是在腹腔镜侧使用超声刀进行的（图 5）。因胃壁的血流丰富，容易出血。相比之下，从内镜侧通过 IT 刀切开出血较少，还可在短时间内切除。笔者始终坚持在内镜下使用 IT 刀对胃进行切除（图 6）。这种方法虽然对出血的控制较难，腹腔镜下对胃壁的钳持也需要技巧，但在内镜下进行标记、对黏膜下层进行切开，可确保不会偏离黏膜下层的切开线。换句话说，能不多也不少地对胃进行切除，从这点上看，是有很大好处的。特别是在离贲门非常近的肿瘤，这点非常重要。

## 取出标本

对于 2cm 以下的标本，虽然能在内镜下经口取出，但一般都在腹腔镜下使用标本袋将标本收纳，根据肿瘤的大小，延长脐部的切口来取出（图 7）。为了在病理上能确认断端，保留肿瘤包膜或边界的完整是很重要的。

## 关闭切口

同样，对于胃壁的切口关闭，经典 LECS 和笔者的方法也有若干差别。经典 LECS 中，肿瘤不完全离断，保留一点儿，将其作为牵拉，使用切割闭合器进行关闭（图 8）。如前所述，笔者在内镜下使用 IT 刀对肿瘤全周进行全层切开。当对胃壁的缺口进行关闭时，选择发生严重狭窄、变形较少的方向，从腹腔镜侧采用间断缝合对浆膜层、肌层进行关闭（图 9）。

在胃小弯侧，若以胃长轴垂直方向缝合，反而会引起胃瘀滞；如果在胃体中部，以长轴方向关闭，则较难引起通过障碍。另外，离幽门越近，越易引起狭窄，故当涉及幽门环时，

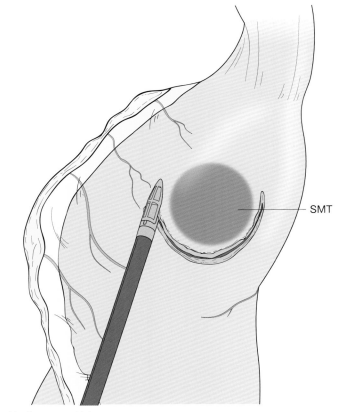

图 5 切开胃壁（经典 LECS 法）

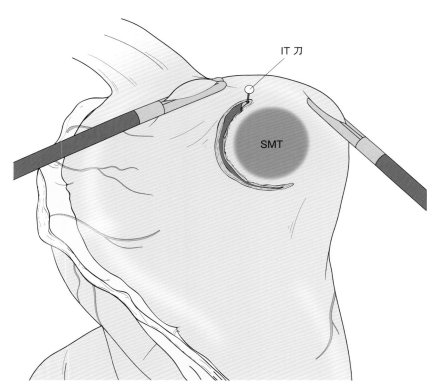

图 6 切开胃壁（笔者的方法）

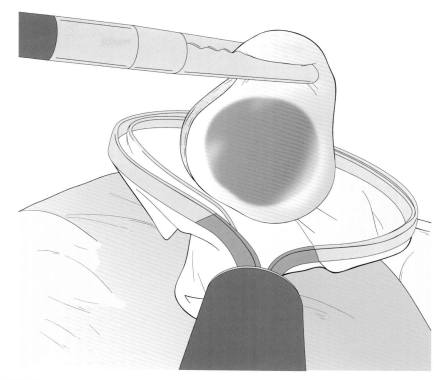

图 7　取出标本

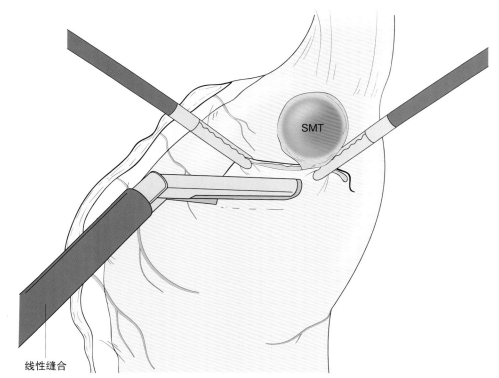

线性缝合

图 8　关闭胃壁（经典 LECS 法）

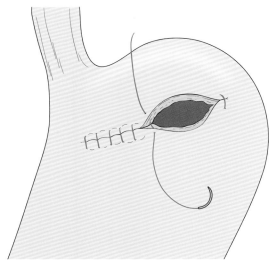

图 9 **关闭胃壁（笔者的方法）**

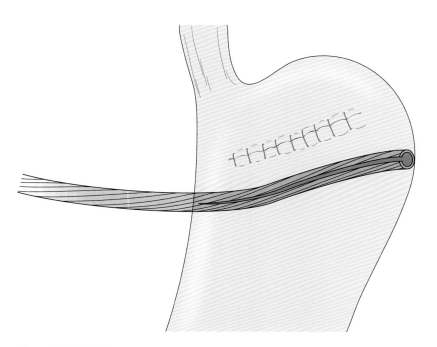

图 10 **留置引流管**

要考虑进行幽门成形。虽然有报道称，在贲门旁，即使是累及齿状线的肿瘤，大体上也能够进行关闭。但根据病例的不同，为防止反流，附加贲门成形术的情况也存在。从腹腔镜侧缝合关闭后，在内镜侧通过夹子进行黏膜及黏膜下层的夹闭，同时可兼顾止血功能。

## • 冲洗和留置引流

胃壁关闭后，对腹腔进行冲洗，在胃壁切口附近留置引流管以明确有无术后出血，并结束手术（图 10）。

经典 LECS 对于具有腹腔镜下胃切除技术能力的医生，是比较容易进行的。但对于胃间质瘤，要时常留意绝对不能损伤肿瘤包膜，并考虑到术后胃的功能，选择切口缝合关闭的方式。

**文献**

[1] 比 企 N，Yamamoto Y，Fukunaga T，et al：Laparoscopic and endoscopic cooperative surgery for gastrointestinal stromal tumor dissection. Surg Endosc 2008；22（7）：1729-1735.

[2] 比企 N，Nunobe S，Matsuda T，et al：Laparoscopic endoscopic cooperative surgery（LECS）. Dig Endosc 2014［Epub ahead of print］.

[3] GIST 診療ガイドライン，日本癌治療学会，日本胃癌学会，GIST 研究会編，金原出版，東京，2014.

[4] Obuchi T，Sasaki A，Baba S，et al：Single-port laparoscopic and endoscopic cooperative surgery for a gastric gastrointestinal stromal tumor：report of a case. Surg Today 2014［Epub ahead of print］.

[5] Hoteya S，Haruta S，Shinohara H，et al：Feasibility and safety of laparoscopic and endoscopic cooperative surgery for gastric submucosal tumors，including esophagogastric junction tumors. Dig Endosc 2014；26（4）：538-544.

经典LECS

I 经典 LECS

# 内镜要点

**山本赖正**
癌研有明医院消化中心内科

双镜联合手术（laparoscopic and endoscopic cooperative surgery，LECS）是适合于胃黏膜下肿瘤的微创治疗方法，笔者所在医院在 2006 年对胃角后壁的间质瘤开展了第一例 LECS 手术。LECS 的理念是在内镜下通过黏膜切开，准确确定病变的切除线，在腹腔镜下以最小的范围全层切除黏膜下肿瘤。内镜技术是早期胃癌局部进行内镜下黏膜下层剥离术（endoscopic submucosal dissection，ESD）中所应用的技术，在 LECS 技术中，并不需要使用特别的设备或器材。目前，对早期消化道癌开展的 ESD 已纳入保险，对于消化内科的内镜医生而言，ESD 已经是个标准的治疗技术，因此，使用了 ESD 技术的 LECS 中的内镜技术并非是特别难的技术。

此外，LECS 手术日本在 2014 年也已纳入保险，奠定了其作为一种标准治疗的地位，今后将得到更多的推广。

本文将对治疗胃黏膜下肿瘤的 LECS 手术中的内镜操作要点进行说明。

## 内镜装置

在进行 LECS 时，除了腹腔镜及麻醉器材，内镜装置也是十分必要的，所以有效地活用手术台周围的空间就非常重要。对于内镜装备的布置，原则上以患者头侧为主，笔者医院的设置如图 1 所示，所使用的器材如表 1 所示。

### 内镜

笔者所在医院使用带有副送水功能（water jet）的 GIF-Q260J（奥林巴斯公司）系统，与 ESD 手术一样，使用一次性的前端附件。GIF-Q260J 的钳道孔径宽为 3.2mm，确保操作器材的同时也可进行吸引。胃黏膜下肿瘤多发生于胃体上部、穹隆部，在内镜接近困难的时候，也可使用具有 multi-bending 功能的 GIF-2TQ260M 系统（奥林巴斯公司）。这个系统钳道直径为 3.2mm，也有副送水功能。

### 高频发生装置

笔者所在医院也使用与 ESD 同样的高频发生装置，常使用 ESG-100（奥林巴斯公司），灵活运用其节省空间的特性，将其安装在内镜手推车上。表 2 中列出了 LECS 中高频发生装置的设置参数。基本上与胃 ESD 相同。

### 其他内镜装置

对于其他内镜装置，有 $CO_2$ 送气装置（UCR，奥林巴斯公司）和水冲装置（OFP-2，奥林巴斯公司）。尤其是，为了预防输入空气所引起的空气栓塞，$CO_2$ 气泵在 LECS 中是必需的。此外，

若使用 $CO_2$，则可不使用小肠钳预防肠管扩张，送水泵 OFP-2 虽不是必需的，但是在内镜下操作时，其对胃内清洗、迅速发现出血点很有帮助。

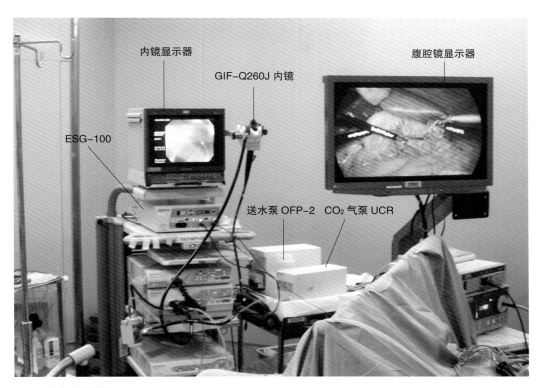

图 1　**基本内镜装置**

表 1　**内镜下所使用的器材**

| 内镜 | GIF-Q260J（GIF-2TQ260M） |
|---|---|
| 前端附件 | 一次性前端附件 |
| 局部注射针 | 23G 局部注射针 |
| 局部注射液 | 10% 甘油（添加 0.5% 肾上腺素、靛胭脂） |
| 标记 | 针状刀 |
| 切除装置 | IT 刀 2 |
| 止血装置 | Coagrasper |
| 高频发生装置 | ESG-100 |
| $CO_2$ 气泵 | UCR |
| 清洗泵 | OFP-2 |

表 2　**高频发生装置的设定**

| | ESG-100 | | VIO300D | |
|---|---|---|---|---|
| 标记 | Forced coag 1 | 20W | Forced APC | |
| 黏膜切开 | Pulse cut slow | 30W | End cut 1 | E3 |
| 黏膜下层剥离 | Forced coag 2 | 40W | Swift 凝固 | E3　40W |
| 止血钳 | Soft coag | 80W | Soft 凝固 | E6　80W |
| 全层切开 | Forced coag 2 | 40W | Swift 凝固 | E3　40W |

E：效果（effect）

● 内镜治疗器械

根据医院的不同，也可以使用已习惯的前端治疗器械，因为笔者医院在胃 ESD 中使用 IT 刀 2（奥林巴斯公司），所以 LECS 也使用 IT 刀 2。

对于局部注射液，若使用生理盐水，黏膜下膨胀较少，向周围延伸较多。而使用透明质酸局部注射，其残留的时间过长，所以现在多使用添加肾上腺素的 10% 的甘油。

# LECS 手术内镜操作的基本要点

● 内镜医生的位置

LECS 手术中患者为仰卧位，将胃镜插入胃内时，术者要站在患者的头侧操作（图 2）。因为操作会随病变部位的不同而不同，所以内镜医生的位置是跟插入时一样站在头侧，还是跟平时一样站在患者的左侧，应根据实际的操作需要进行变化。内镜的操作由右手使用治疗器械的自由度决定。从笔者的经验来看，从胃的 M、U 区域的前壁到小弯侧的病变在患者的头侧进行，后壁或 L 区域的则多在患者的左侧操作（图 3）。大弯侧的病变则根据具体情况调整。图 4 为笔者医院中对胃黏膜下肿瘤行 LECS 手术的病变部位分布，61% 为 U 区域，前壁、后壁基本比例相近，小弯侧则较少，大弯侧病变则较多。与 ESD 中胃癌的分布不同，由于内镜操作在仰卧位进行，故内镜医生的位置也需随病变的位置的变化进行调整，这很重要。

● LECS 手术内镜操作顺序

**LECS 手术内镜操作顺序如**图 5 **所示。**

1. **标记：**与胃 ESD 一样，在病变周围进行标记，有时因局部注射或黏膜切开，标记及病变的位置会改变，也没有必要一定要在标记的外侧进行周围切开。因为 LECS 的目的是最小限度

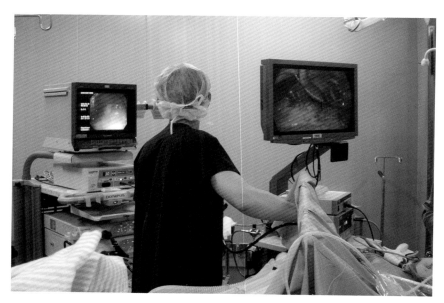

内镜医生

图 2　**插入内镜时的位置**
术者站立于患者头侧，将内镜插入胃内。

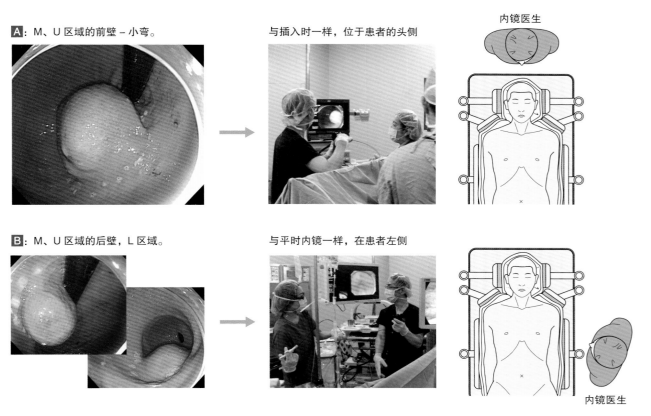

**A**：M、U 区域的前壁 – 小弯。　与插入时一样，位于患者的头侧　内镜医生

**B**：M、U 区域的后壁，L 区域。　与平时内镜一样，在患者左侧　内镜医生

图 3　不同病变部位下内镜医生的位置

| | L（12%） | M（27%） | U（61%） | |
|---|---|---|---|---|
| 胃体前壁（32%） | 5 | 6 | 16 | |
| 胃体小弯（7%） | 0 | 5 | 1 | |
| 胃体后壁（38%） | 3 | 9 | 20 | |
| 胃体大弯（23%） | 2 | 3 | 14 | |

图 4　进行 LECS 的病变的分布（*n*=84）

经典 LECS

地将病变进行切除，所以也多在标记的内侧将黏膜切开（图 5）。

2. **黏膜切开**：因为笔者医院使用的是 IT 刀 2，所以使用针状刀进行预切开，再进行黏膜切开。将 IT 刀 2 固定在一定的距离，通过移动内镜进行黏膜切开，这在胃 ESD 中经常被使用。但如图 4 所示，内镜操作稍难的部位较多，所以这种操作较难进行的情况也时有发生。因此，像对胃大弯病变进行 ESD 时一样，将内镜固定，把 IT 刀 2 从远侧位拉向近侧位进行切开，可在一定的层次将黏膜切开（图 6）。如果黏膜切开过浅，仅到黏膜肌层的正下方处，不仅容易出血，而且在腹腔镜进行全层切开时，有时还难以辨识黏膜切开线，所以，黏膜下层切到肌层正上方是很重要的。

　　同时，在进行黏膜切开时，要注意是否有出血，LECS 手术的病变多位于胃上部的黏膜下层，常存在贯通肌层的粗大血管，如伤及这样的血管较难进行止血。操作要点是先稍浅一些切开黏膜，然后一边尽可能地确认血管，一边切开黏膜。

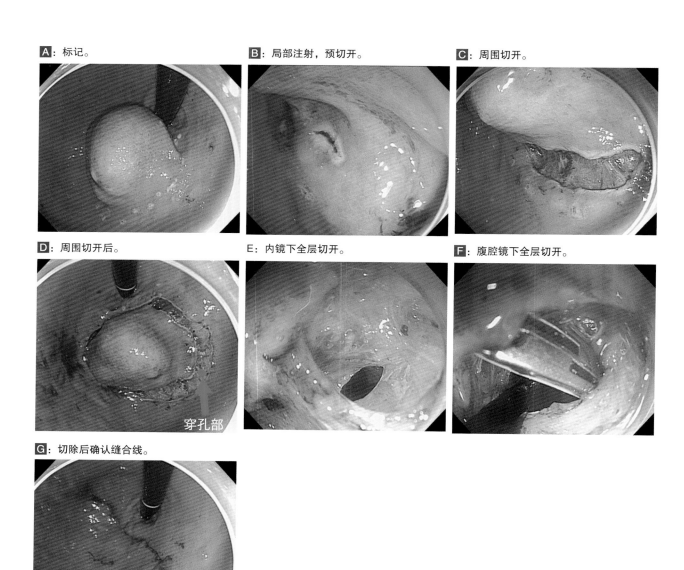

图 5　LECS 内镜操作顺序（胃体上部前壁间质瘤，50mm）

　　在切开黏膜时，避免损伤肿瘤被膜是很重要的，特别是对于胃腔外侧大于胃腔内侧的病变。相反，当黏膜切开离肿瘤过远时，通过黏膜下层剥离靠近肿瘤，也可最小限度地切除胃壁，这种情况下也要注意避免损伤被膜（图7）。

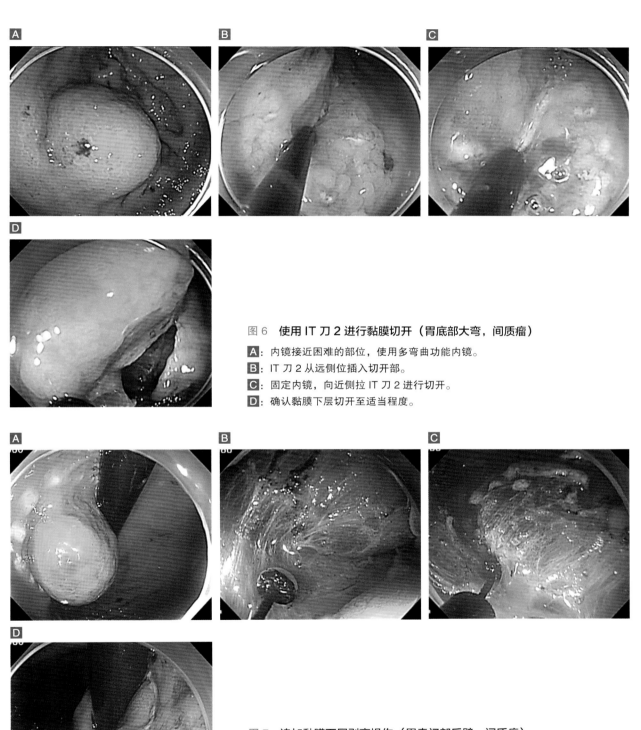

**图6　使用 IT 刀 2 进行黏膜切开（胃底部大弯，间质瘤）**

Ａ：内镜接近困难的部位，使用多弯曲功能内镜。
Ｂ：IT 刀 2 从远侧位插入切开部。
Ｃ：固定内镜，向近侧拉 IT 刀 2 进行切开。
Ｄ：确认黏膜下层切开至适当程度。

**图7　追加黏膜下层剥离操作（胃贲门部后壁，间质瘤）**

Ａ：接近贲门部的间质瘤。
Ｂ：黏膜切开后剥离黏膜下层，将切除范围最小化。
Ｃ：注意不要损伤肿瘤被膜，进行黏膜下层剥离。
Ｄ：可在最小范围内切除。

3. **全层切开**：黏膜切开结束后，为了进行全层切开，要确定穿孔部位。确认穿孔部位可在腹腔镜侧或内镜侧进行，笔者医院多在病变的肛侧前壁穿孔（图 5D）。我们使用 needle knife 穿孔，用 IT 刀 2 扩大全层切开的部位。此时，如果使用脉冲切断模式（pulse cut mode），切开过多时容易出血，所以要使用强制凝固模式（forced coagulation 2），一点儿一点儿地进行全层切开。

　　对胃黏膜下肿瘤进行 LECS 时，如果腹腔镜的治疗器材（超声装置等）能在插入胃内的情况下进行全层切开的话，则剩下的都在腹腔镜侧进行全层切开。对于伴有溃疡的间质瘤，为避免胃的内容物污染，也可将全层切开的部位向腹壁吊起，在内镜下进行几乎全周性地全层切开。如此，当在内镜下进行大范围的黏膜切开时，能够将绝缘前缘悬挂在浆膜外进行切开，这样 IT 刀 2 不仅安全且不易出血（图 8）。同时，在腹腔镜侧对切除线进行牵引，IT 刀 2 在凝固模式（forced coagulation 2）下可方便地进行切开，并减少出血。

4. **病灶的回收及缝合**：内镜下的操作在完成全层切开后结束，病灶的回收和缝合则在腹腔镜下进行。此时，内镜放置在食道处备用，当腔镜结束缝合时，进镜进行确认缝合效果（图 5）。在内镜及腹腔镜下确认没有出血及缝合不全后结束治疗。

## 内镜操作的注意事项

　　胃 ESD 的主要并发症为出血、穿孔。LECS 因进行全层切开，在内镜下即使发生了穿孔，也没有特别的后果。但是，因胃上部的病变较多，进行黏膜切开或全层切开时，应注意避免因损伤粗大的血管而发生术中出血。笔者医院对于胃黏膜下肿瘤进行 LECS 时，通常内镜的平均操作时间为 30min，当出现术中出血需要使用止血钳止血时，内镜操作的时间将明显延长（表 3）。如内镜处理时间分为 40min 以下及 40min 以上两组，将各因素进行比较，平均肿瘤直径及使用止血夹对于内镜操作时间是有统计学意义的影响因素。

　　此外，这 55 例中的 49 例（89%）不论是否为 M、U 区域的病变，40 例（73%）在内镜操作中没使用止血夹。这是因为在内镜操作前，已在腹腔镜下对病变周围的血管进行了处理，所以与通常的胃 ESD 黏膜切开相比，出血的概率较小。但需要注意，当处理病变周围的血管时，为了预防由此引起的胃功能不全和血流障碍，要行最小限度的处理。

　　尽管进行了血管处理，在黏膜切开时也有可能出现较大的出血，也有在内镜下较难止血的病例。有的病例可在腹腔镜的辅助下确认出血点进行止血，有的病例可在浆膜侧通过腹腔

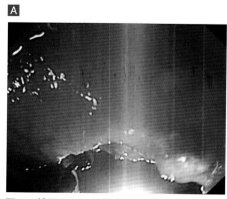

**图 8　使用 IT 刀 2 进行全层切开**

**A**：内镜下的视野。拉着绝缘前端，切开全层。

**B**：腹腔镜下的视野。在腹腔镜下，使用钳子牵拉，IT 刀 2 可较容易地进行全层切开。

镜凝固血管止血（图9）。当使用内镜器材进行全层切开而发生出血时，因内镜下难以发现出血点，有必要进行腹腔镜下的止血。能通过这些方法解决问题，是在腹腔镜及内镜下共同进行的 LECS 的优点。

表3　影响内镜操作时间的因素

| | 40min 以下（n=33） | 40min 以上（n=22） | P 值 |
| --- | --- | --- | --- |
| 平均年龄（岁） | 61.0 | 58.7 | 0.535 |
| 性别（%） | | | 0.825 |
| 　男 | 16（48.5） | 10（45.5） | |
| 　女 | 17（51.5） | 12（54.5） | |
| 病变部位（%） | | | 0.136 |
| 　L | 4（12.1） | 2（9.1） | |
| 　M | 10（30.3） | 2（9.1） | |
| 　U | 19（57.6） | 18（81.8） | |
| 所在部位（%） | | | 0.725 |
| 　小弯 | 2（6.1） | 1（4.6） | |
| 　大弯 | 6（18.2） | 3（13.6） | |
| 　前壁 | 15（45.5） | 8（36.4） | |
| 　后壁 | 10（30.2） | 10（45.4） | |
| 平均肿瘤直径（mm） | 28.5 | 33.9 | **0.032** |
| 平均手术时间（min） | 169.5 | 199.5 | 0.087 |
| 止血钳子使用（%） | | | **< 0.001** |
| 　无 | 30（90.9） | 10（45.5） | |
| 　有 | 3（9.1） | 12（54.5） | |

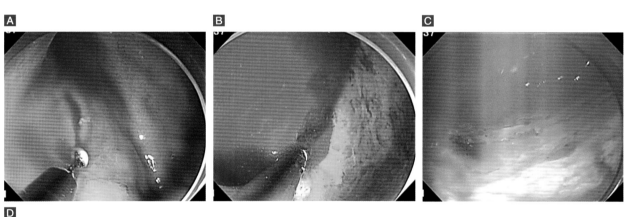

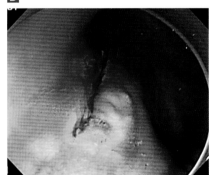

图9　从腹腔镜侧对黏膜出血进行止血（胃底部大弯，间质瘤）

**A**：周围切开时。

**B**：无法使用止血夹止血。

**C**：腹腔镜下止血（因为腹腔镜光的影响，在内腔内看不清）。

**D**：止血后。

经典LECS

## 结语

　　对于能够完成普通的胃癌 ESD 的内镜医生来说，LECS 中的内镜操作是一个不需要特别的治疗器械就可以开展的技术。

　　与胃癌 ESD 所不同的是，因为累及胃上部或大弯侧的肿瘤直径较大的病变较多，其黏膜切开稍难，应特别需要注意避免出血。人为穿孔或全层切开，对于内镜医生来说，是在平时的胃癌 ESD 中所得不到的宝贵经验。与外科医生共同进行 LECS 有助于帮助内镜医生提高 ESD 技术，期待技术的进一步普及和提高。

**文献**

[1] 比 企 N，Yamamoto Y，Fukunaga T，et al：Laparoscopic and endoscopic cooperative surgery for gastrointestinal stromal tumor dissection. Surg Endosc 2008；22：1729-1735.

[2] Nunobe S，比企 N，Gotoda T，et al：Successful application of laparoscopic and endoscopic cooperative surgery(LECS) for a lateral-spreading mucosal gastric cancer. Gastric Cancer 2012；15：338-342.

# 胃体部病变的 LECS
# （内镜部分）

**泷泽耕平，小野裕之**
静冈县静冈癌中心内镜科

近年来，有文献报道了双镜联合手术（laparoscopic and endoscopic cooperative surgery，LECS）治疗包括胃间质瘤在内的胃黏膜下肿瘤（submucosal tumor，SMT），取得良好效果后，该技术得到了快速普及。本方法与单独使用腹腔镜进行局部切除相比，通过使用内镜的黏膜下层剥离术（endoscopic submucosal dissection，ESD），可在最小范围内将胃壁病灶切除，从而降低术后变形、狭窄的风险。

本专题将对胃体部病变行 LECS 中内镜部分的基本技术进行介绍。

## 适应证

在《GIST 诊疗指南》中所显示的绝对适应证（5.1cm 以上，病理为 GIST，有症状）及相对适应证（2~5cm 中有恶性表现）中，笔者医院将下列作为 LECS 的适应证：①大小 5cm 以下；②胃内发育型或混合型 SMT；③不伴有肿瘤露出、溃疡形成。

## 术前准备

LECS 中所使用的内镜与 ESD 中所使用的完全一样，本院主要使用 GIF-Q260J 和 GIF-2TQ260M（奥林巴斯公司）。内镜的前端装有透明帽（エラスティックタッチ，top 公司），切开装置为 IT 刀 2（奥林巴斯公司），止血使用热活检钳（radial jaw4，波科公司），高频电源装置为 VIO300D（ERBE 公司），参数与胃 ESD 相同（表 1）。内镜医生站的位置如图 1 所示。

表 1 **胃 LECS 中高频装置的参数**

| | 设备 | 模式 | 设定 |
| --- | --- | --- | --- |
| 标记 | APC | Forced APC | 40W，1.8L/min |
| 预切开 | 针状刀 | Dry out | E4，50W |
| 黏膜切开 | IT 刀 2 | Endocut Q | E3-D1-I2 |
| 黏膜下层剥离 | IT 刀 2 | Swift coag | E5，100W |
| 全层切除（肌层切开） | IT 刀 2 | Endocut Q | E3-D1-I2 |
| 止血 | 热活检钳 | Soft coag | E6，100W |

E：效果（effect）；D：持续时间（duration）；I：时间间隔（interval）。

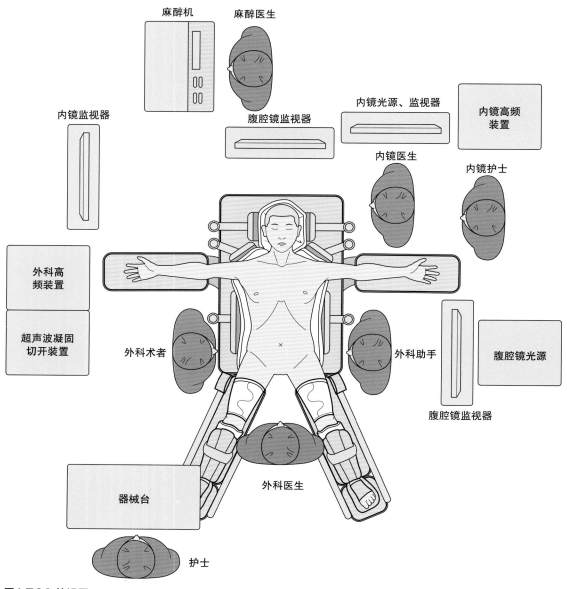

麻醉机　麻醉医生

内镜监视器　腹腔镜监视器　内镜光源、监视器　内镜高频装置

内镜医生

内镜护士

外科高频装置

超声波凝固切开装置

外科术者　外科助手

腹腔镜光源

腹腔镜监视器

器械台　外科医生

护士

图 1　**胃 LECS 的设置**

## 肿瘤位置的确定、标记

通过内镜及腹腔镜确认病变部位，再次确认病变满足上述适应证。尤其是当形成溃疡时，有肿瘤组织脱落的可能，如果使用通常的方法进行 LECS 时需慎重。

在确认符合适应证、确认病变部位后，与 ESD 一样，在内镜下使用氩等离子激光（argon plasma lazer），在病变周围做标记。即使病变隆起明显，进行局部注射后切除线也可能变得不易辨认，所以应尽可能地事先预标记好。从黏膜面观察，在距离肿瘤隆起 2~3mm 处进行全周的标记（图 2）。

# 切开黏膜

外科医生通过腹腔镜处理周围的血管，露出病变部胃壁，由内镜医生开始黏膜切开。与 ESD 一样，在标记的周围使用混有少量靛胭脂和肾上腺素的生理盐水（或 GLYCEOL®，甘油果糖氯化钠溶液）进行局部注射，使用针状刀（奥林巴斯公司）进行预切开。因为 IT 刀基本上都是从画面的深处向跟前拉近进行黏膜切开的，所以进行倒镜下操作时，预切开的位置应置于病变的口侧。从设备画面上看，根据病变部位、术者习惯，可从 10 点、12 点、2 点选择预切开。对于操作难度较大或者由初学者操作的时候，留置数个预切开口可以降低操作难度。对于胃黏膜下病变，与癌不同，不一定要明确标示出 SMT 的边界，所以在切开的时候有必要注意不切进肿瘤，这是与癌 ESD 的不同点。全周切开后进行修剪，在切开时最好要比平时的 ESD 稍微深一些（图 3）。

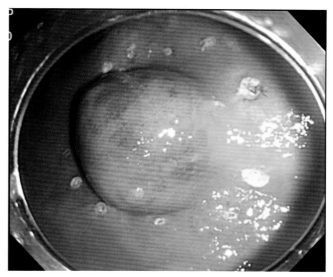

**图 2　肿瘤位置的确定、标记**

从黏膜面观察，距肿瘤隆起 2~3mm 处进行全周标记。

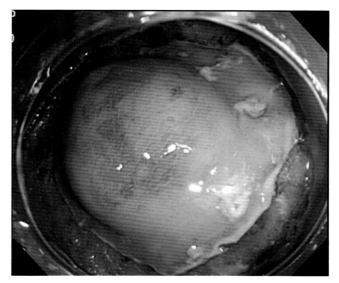

**图 3　切开黏膜**

切开时最好比平时的 ESD 稍微深一些。

## 全层切开

使用针状刀对全周切开的一部分进行人为穿孔（图 4）。穿孔部位与预切部位相同，当使用 IT 刀时，以画面的深处即口侧为好。并且为了不使针状刀损伤胃外的其他脏器，需要在腹腔镜监视下进行操作。在人为穿孔的部位插入 IT 刀 2 的前端，用刀片的部分沿着黏膜切开线进行全层切开（图 4，图 5）。随着切除的进行，胃内的空气会泄漏，胃萎陷后保持视野变得困难。这时不能盲目进行切除，应在外科医生的帮助下，通过腹腔镜使用持钳保持胃的形态。在笔者医院，会尽可能使用内镜进行全周的全层切除。

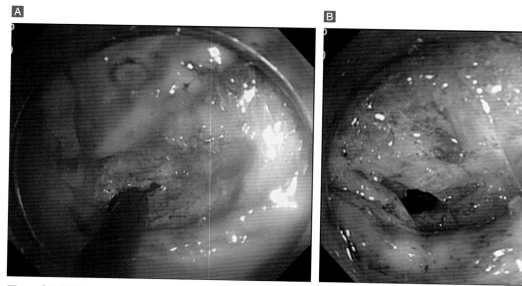

图 4　**全层切开**

使用针状刀人为穿孔。

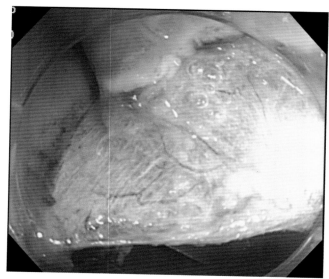

图 5　**使用 IT 刀进行全层切开**

当出血、视野模糊使切除变得困难的时候，剩下的部分可在腹腔镜下使用超声刀沿着黏膜切开线来完成全周性的全层切除。

## 胃壁缝合

腹腔镜下手工缝合胃壁后，必要时再在内镜下于黏膜侧使用夹子（endoclip，奥林巴斯公司）加强（图 6）。在确认没有漏气后结束手术。笔者医院从术后 2 日起开始进食，术后住院天数为 7 日。

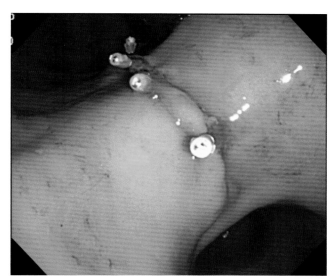

图 6　胃壁缝合

内镜下在黏膜侧使用夹子加强。

## 结语

本文就胃体部的病变行 LECS 中的内镜技术进行介绍。大部分要点与对胃肿瘤进行的 ESD 的技术变化不大，但因为不在外科手术室中进行，病变的部位多位于胃体的上部、穹隆部，有时会比想象的难度大。此外，因为胃在全层切除后无法充气扩张，所以应与外科医生合作、保证良好的视野及保持对病变部位的确认，这是顺利完成手术的最重要条件。

# 胃体部病变的 LECS（外科部分）

**川平 洋**[1]，**林 秀树**[1]，**松原久裕**[2]

[1] 千叶大学 frontier 医工学中心，[2] 千叶大学医学研究院先端应用外科

**关键词** LECS，胃内发育，胃壁内发育，胃外发育

比企等开发了双镜联合手术（laparoscopic and endoscopic cooperative surgery，LECS），在减少手术时间、出血以及适当的切除线下，可以安全地进行手术。近来，LECS 手术数量日益增多，LECS 作为适用于直径 5cm 以下的胃间质瘤（gastrointestinal stromal tumor，GIST）、胃黏膜下肿瘤的术式，也有长期预后的相关报道。在千叶大学医学研究院先端应用外科，使用 IT 刀或针刀在内镜下行全层切开，在腹腔镜下尝试将肿瘤核切除、肿瘤取出体外并将胃壁缝合。在本专题中，将对位于胃体部的胃黏膜下肿瘤的经典 LECS 进行介绍。

## 适应证

以《GIST 诊疗指南》为基准。直径 5cm 以下，特别是在术前检查为胃壁内发育型、合并有胃内发育型，或者含有与胃腔洞状相通的肿瘤均适合行 LECS。

## 注意事项

开展 LECS 的时候，需注意以下几点，这些对于没有必要行 LECS 的胃外发育型，只进行内镜观察，模拟操作顺序、技术，这也是有帮助的。

（1）熟练的腹腔镜外科手术。

　➡不需要进行系统性淋巴结清扫的腹腔镜下胃切除技术。

（2）避免胃体部、贲门或者小弯侧的病变。

　➡最开始时要时刻注意手术的安全性。

（3）准备好术中可进行内镜观察的器材。

　➡设想从外科术野确认内镜画面。

（4）具备精通 ESD 的医生、人员及相关器材。

　➡技术的瓶颈就是与内镜医生的合作。为了得到内镜医生的协作，要从日常工作交流开始，预想好内镜观察开始的时间及全层切开的时机。

（5）尽可能在 $CO_2$ 送气下施行内镜检查。

　➡使用空气送气会使小肠扩张，之后会影响腹腔镜下的操作。

（6）虽然可使用缝合器进行重建，但仍需精通缝合结扎技术。

➡ 使用线性缝合器进行重建会引起胃变形的情况，使用缝合线缝合会有所帮助。

## 要点及流程

1.体位与腹腔镜下胃切除一样，取截石位、头高位，操作孔以腹腔镜下远端胃切除术（laparoscopic distal gastrectomy，LDG）为准（图1，图2）。

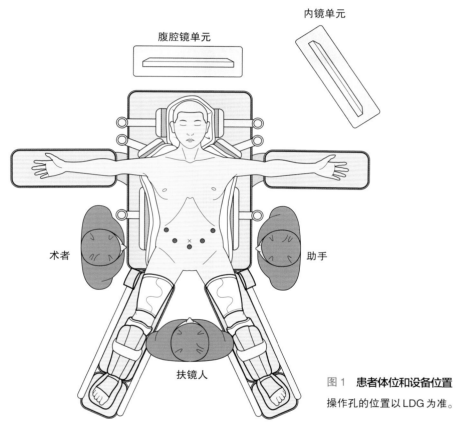

内镜单元

腹腔镜单元

术者

助手

扶镜人

图1　患者体位和设备位置
操作孔的位置以 LDG 为准。

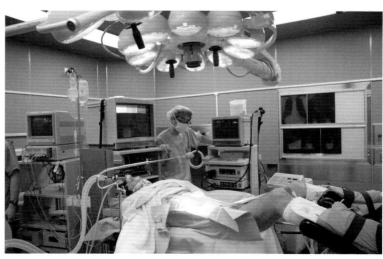

图2　实际手术室的场景
中央为内镜医生。

2. 根据术前的图像（图 3A，B）在腹腔镜下确认肿瘤的位置（图 4）。当为胃内发育型时，有必要通过术中内镜进行确认。

3. 为了准备内镜下全层切开，要先以肿瘤所在位置为中心，必要时充分切开大网膜或小网膜，开放网膜囊腔，进行胃脾韧带或粘连剥离术，离断血管（图 5），事先准备好让胃可自由翻转（图 6）。此外，还可减少内镜下行全层切开时的出血，帮助内镜医生操作。提前告诉内镜医生这个时刻就是术中内镜的开始时间，有助于使操作顺畅。

4. 在内镜操作前，先夹闭十二指肠或空肠（图 7）。用内镜进行送气时，尽可能使用能被肠管快速吸收的 $CO_2$。

5. 请内镜医生行术中内镜操作（图 8）。具体操作在 p29"胃体部病变的 LECS（内镜部分）"有详细描述，有必要对应内镜医生的顺序，通过钳持胃等进行协助。分别从胃内腔及胃的浆膜腔精准确定肿瘤位置。特别是对于胃壁内发育型的肿瘤要精确把握其位置，防止

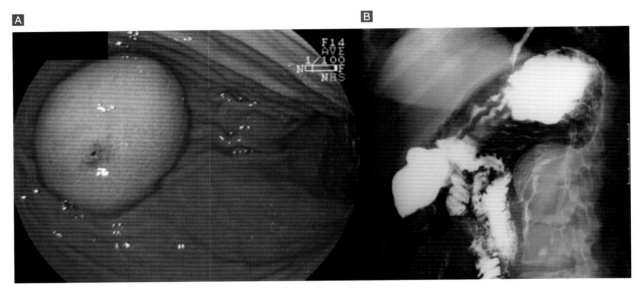

**图 3　大弯侧直径 4.8cm 胃内发育型肿瘤**

A：内镜图像。

B：消化道造影图像。

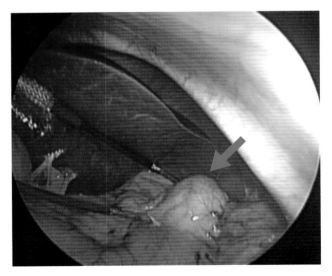

**图 4　首先确认肿瘤位置**

箭头所示为肿瘤（胃内发育型）。

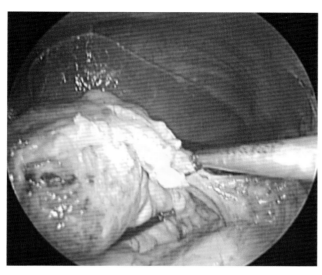 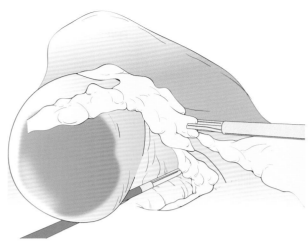

图 5　剥离肿瘤区域

使用超声刀从周围组织开始剥离肿瘤区域。

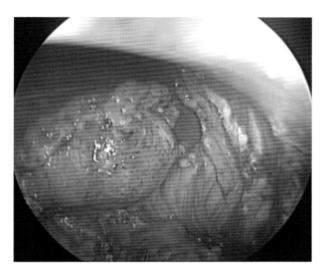 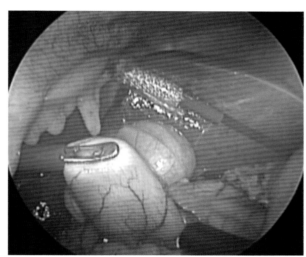

图 6　充分剥离肿瘤　　　　　　　　图 7　钳夹十二指肠

图 8　术中内镜

进行术中内镜，按照内镜医生的要求，必要时使用钳子进行辅助
［详见 p29 "胃体部病变的 LECS（内镜部分）"］。

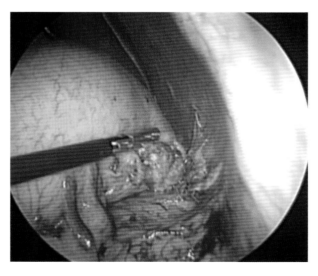

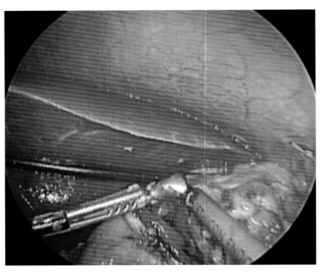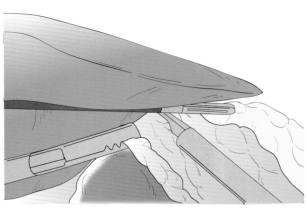

**图 9 切开预定切除线①**

胃漏气后从胃内腔较难进行内镜操作，可沿着内镜下所标记的切除线，在不损伤瘤体包膜的情况下在内镜下继续切除。

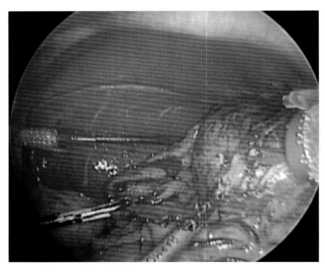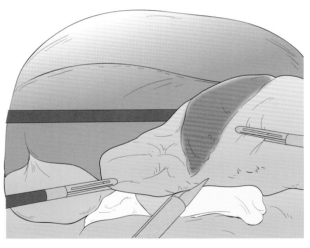

**图 10 切开预定切除线②**

在腹腔内翻转内腔，一边暴露病变，一边切开切除线。对于有凹陷（delle）的病例，注意不接触腹壁和邻近脏器，慎重操作。

切入肿瘤当中。外科医生不应只局限于腹腔镜的显示器，还有必要在内镜的显示器下进行确认，注意防止通电的 IT 刀 2 伤及周围的脏器。也可以在胃壁上使用数针缝合线，便于 ESD 操作。

6. 胃内气体泄漏后胃内的操作会变得困难，这时在腹腔镜下按内镜下标记的预定切除线进行切开（图 9 ~ 图 11）。注意尽可能避免肿瘤接触相邻的脏器、体壁，在与助手的对抗牵引下进行局部切除。

7. 将肿瘤完全切除后通过标本回收袋回收（图 12），但也存在不完全切除而使用线性缝合器进行切除的方法，可根据各个医院的具体情况实施。

8. 胃的缺损部在腹腔镜下会感觉出乎意料的大（图 13）。为了不使残胃发生变形，在胃的短轴方向使用切割闭合器进行缝合（也可在内镜下进行缝合）。在预定缝合线上使用缝线缝合数针（图 14）。为了能够牢固地缝合断端，需进行加固缝合（图 15）。笔者为了预防残胃

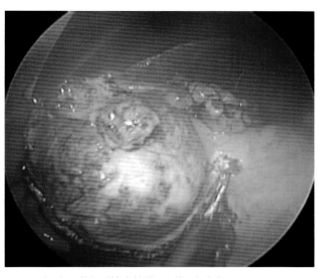
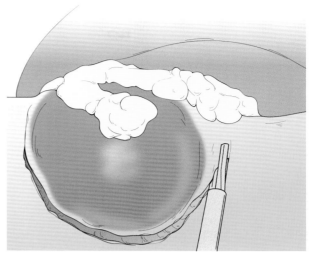

图 11　与助手进行对抗牵拉的同时切除肿瘤

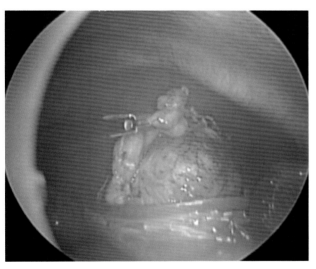
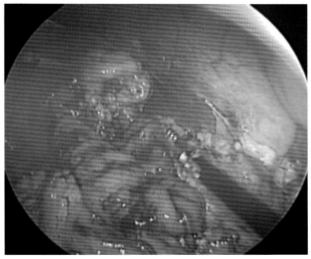

图 12　在不接触腹壁、邻近脏器的情况下使用标本回收袋回收

图 13　为了不引起胃变形，最好沿短轴方向缝合

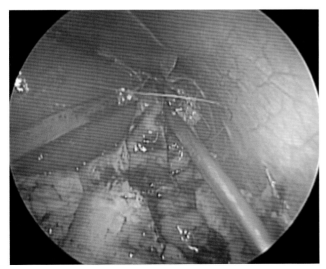
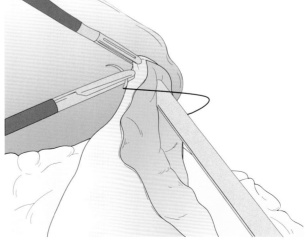

图 14　缝合数针

经典LECS

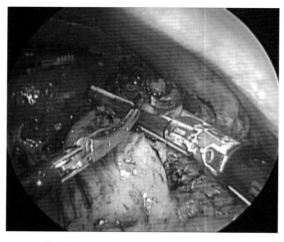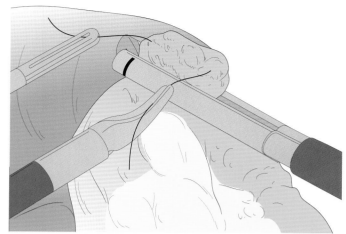

图 15 使用切割闭合器处理断端，并加固缝扎

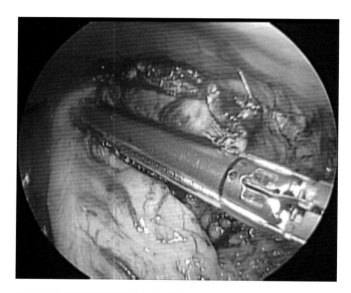

图 16 为了预防残胃变形，通常使用 2~3 个闭合钉进行缝合

变形，通常使用 2~3 个闭合钉（图 16）。注意断端处不要残留"狗耳朵"（图 17，图 18）。切割线处的出血使用电刀或缝合止血（图 19）。

9. 缝合闭锁后，通过胃管充气让胃扩张，检测气密性（图 20）。如果内镜仍处于插入状态，可经内镜充气，也可在内腔确认切割缝合线。一般不留置引流管，但作为观察窗留置引流也是可以的。

10. 通过 LECS 可在不损伤切除标本包膜的前提下，最小限度地进行局部切除（图 21）。

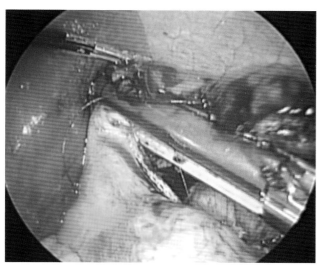 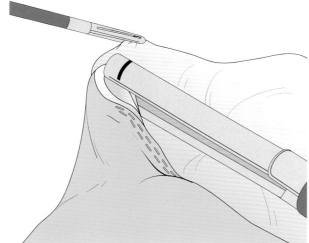

图 17　切除圆形的胃后，容易形成"狗耳状"

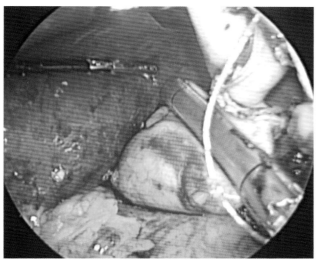 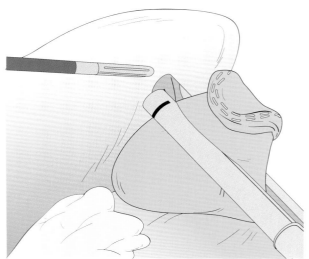

图 18　尽量不要残留"狗耳朵"，并进行缝合加固

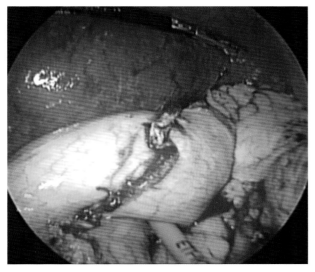 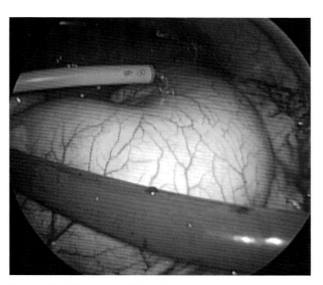

图 19　重建后的切割闭合器缝合　　　　图 20　使用空气充气扩张胃，检查是否漏气

经典LECS

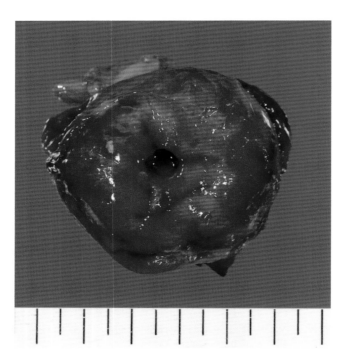

图 21　切除标本

在不损伤肿瘤包膜的情况下，可紧贴肿瘤边缘切除。

## 文献

[1] 比 企 N，Yamamoto Y，Fukunaga T，et al：Laparoscopic and endoscopic cooperative surgery for gastrointestinal stromal tumor dissection. Surg Endosc 2008；22：1729–1735.

[2] Honda M，比 企 N，Nunobe S，et al：Long–term and surgical outcomes of laparoscopic surgery for gastric gastrointestinal stromal tumors. Surg Endosc 2014；28：2317–2322.

[3] 川平 洋，林 秀樹，松原久裕：術中内視鏡 navigation による胃 GIST に対する腹腔鏡下手術. 手術 2010；64：997–1001.

[4] 比企直樹，布部創也，学 大：胃黏膜下腫瘍に対する Laparoscopy and Endoscpopy Cooperative Surgery（LECS）. 日外会誌 2014；115：102–104.

[5] GIST 診療ガイドライン. 2014 年 4 月改訂（第 3 版），金原出版，東京，2014.

[6] Kawahira H，Hayashi H，Natsume T，et al：Surgical advantages of gastric SMTs by laparoscopy and endoscopy cooperative surgery（in eng）. Hepatogastroenterology 2012；59：415–417.

# 贲门部病变的 LECS（内镜部分）

**布袋屋 修[1]，春田周宇介[2]，筱原 尚[2]**

[1] 虎之门医院消化内科，[2] 虎之门医院消化外科

## 贲门部病变 LECS 的意义

对于贲门部病变，通过 LECS 可避免近端胃切除或全胃切除术，如果成功完成 LECS 术，对患者生活质量的改善是非常大的，也是最适合进行 LECS 的疾病。另一方面，对于内镜医生，即使是常规的 ESD，贲门部位的 ESD 也很难，在 LECS 中需要高超的技术。对于贲门部病变的 LECS，最大限度地发挥内镜医生和腹腔镜医生的特长，确保精准切除病灶的同时，保留贲门的功能。

## 贲门部病变 LECS 中内镜医生的操作

### 内镜医生的作用

LECS 中内镜医生的作用是确定必要的最小切除范围。尤其是对于侵犯食道 – 胃连接部的病变，若食道侧的切除范围较广泛的话，则不能在腹腔镜下进行缝合，LECS 便无法进行。在内镜直视下辨别病变食道侧的边界（图 1 红色点线），精准确定切除线是手术的关键（图 1）。

### 对于胃黏膜下病变

对于较大胃黏膜下病变（submucosal tumor），因重力的作用，在左侧卧位和仰卧位时，病变的位置多会发生变化。因此，事先在这两个体位下进行内镜检查，把握病变的边界与连接部的位置关系非常重要。虽然 LECS 通常是在仰卧位进行，但要预先确认连接部切除范围最小的体位，根据不同情况，LECS 中的 ESD 可在左侧卧位下进行（图 2）。对此，在腹腔镜操作之前，内镜医生要在左侧卧位下先行 ESD 术，后将体位变为仰卧位行腹腔镜操作。图 3 为不同体位下贲门部肿瘤位置的变动。

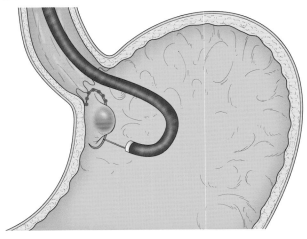

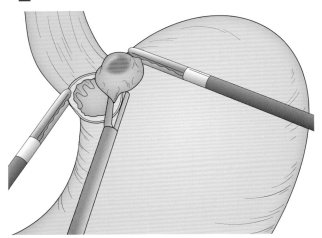

图 1　贲门部常规的 LECS

**A**：通过 ESD 操作，确定食道侧最小切除范围的切除线（红色点线）。

**B**：沿着这条切除线，在腹腔镜或内镜下进行精准切除。

仰卧位（腹腔镜时的体位）

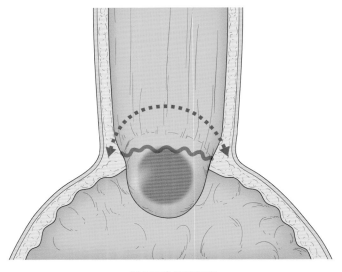

左侧卧位（内镜时的体位）

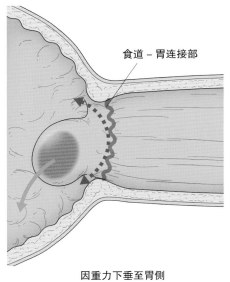

食道 – 胃连接部

肿瘤向食道侧偏离

↓

较多地切入食道侧，
切除范围大

因重力下垂至胃侧

↓

可确定食道侧的最小切除范围
（红点线）

图 2　仰卧位和左侧卧位胃黏膜下病变的部位

仰卧位

左侧卧位

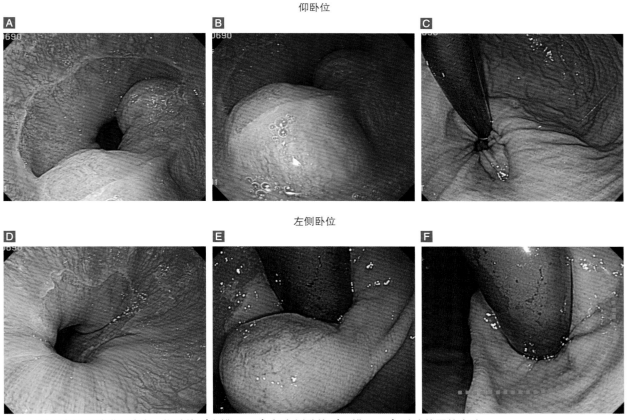

图 3　对于贲门胃黏膜下病变，仰卧位（上排 A~C）与左侧卧位（下排 D~F）肿瘤位置的变动

A：仰卧位向下观察，肿瘤向食道侧偏离。

B：肿瘤较多地向食道侧偏离，在这个体位下，食道侧的切除范围变大。

C：仰卧位倒镜观察下，也受裂孔疝的影响，肿瘤完全偏离至食道侧。

D：左侧卧位向下观察，肿瘤因重力作用垂向胃腔。

E：左侧卧位倒镜观察下，较容易辨认肿瘤的边界。

F：左侧卧位倒镜观察下靠近时，离开鳞柱交界线（SCJ）的切除线（便于确定红色的切除线）。

## 内镜无法接近病变部位的情况

　　除贲门部病变以外，对于胃体上部大弯侧等病变，在内镜无法接近病变、较难进行 ESD 时，也要事先确认内镜操作的可行性，这将有助于 LECS 时体位的选择。图 4 为 ESD 操作时仰卧位更有利的病例（上排：A ~ C）和左侧卧位更有利的病例（下排：D ~ F）。

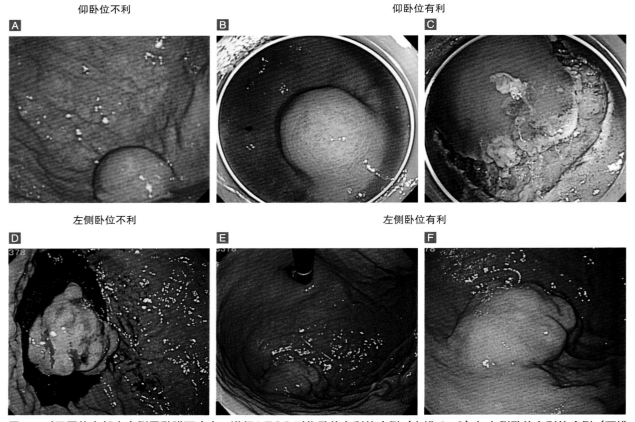

**图 4　对于胃体上部大弯侧胃黏膜下病变，进行 LECS 时仰卧位有利的病例（上排 A~C）与左侧卧位有利的病例（下排 D~F）**

**A**：左侧卧位倒镜观察下肿瘤的切除面被掩盖了。

**B**、**C**：仰卧位下肿瘤的切开线没有被遮盖，可确保良好的视野。

**D**：仰卧位向下观察，肿瘤被遮盖了。

**E**：左侧卧位倒镜观察下，较容易辨识肿瘤的边界。

**F**：使用双孔道多曲度内镜，于左侧卧位倒镜观察下，较容易靠近以行 ESD 术。

## 贲门部 LECS 的具体步骤 （图 5）

　　通过术前内镜对肿瘤进行精查时，要预先进行体位的确认。这个病例中，在仰卧位内镜下观察时，虽然肿瘤向食道侧偏离，占连接部的半周，但在左侧卧位时，因为重力的作用，肿瘤向胃侧下垂，食道侧的切除线从连接部分离开，故选择在左侧卧位下先进行 ESD。

　　全身麻醉后，一边在内镜下确认肿瘤的边界，一边通过 ESD 技术行全周的黏膜切开。这时，确定食管侧的边界是很重要的，为了达到必要的最小范围切除，进行口侧的黏膜切开是其要点。体位变换为仰卧位后，进行体表的消毒并开始腹腔镜操作。在内镜和腹腔镜共同操作下将肿瘤切除，最后缝合胃壁，结束 LECS。

　　像这样在 LECS 中行 ESD 时，通过体位的调整，使得精准确定食管侧的最小限度切除线成为可能。

仰卧位不利　　　　　　　　左侧卧位有利

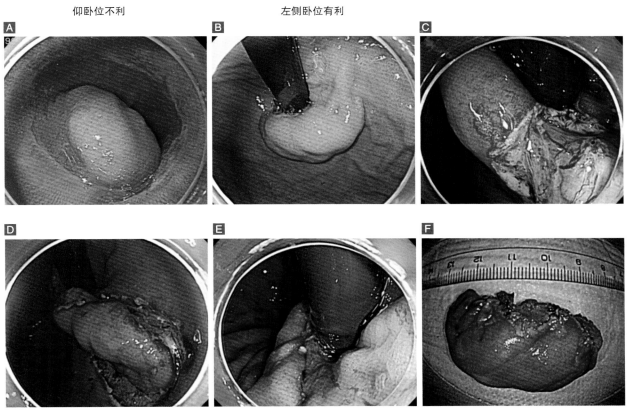

图 5　贲门部胃黏膜下病变的 LECS 的具体步骤

**A**：仰卧位向下观察，肿瘤向食道侧偏离。

**B**：左侧卧位下，因为重力的作用，肿瘤向胃侧下垂，食道侧的切除范围可达最小。

**C**：全身麻醉后，于左侧卧位下开始 ESD 操作，切开食道侧的肿瘤边界（沿着最小限度的切线）。

**D**：左侧卧位下，一边于内镜下确认肿瘤的边界，一边通过 ESD 技术行全周的黏膜切开，确定切除范围。

**E**：体位变换为仰卧位后，进行体表消毒，开始腹腔镜操作。在内镜和腹腔镜共同操作下将肿瘤切除，缝合胃壁。

**F**：切除标本大小为 40mm，为平滑肌瘤，切缘阴性。

# 贲门部 LECS 的局限

　　在累及食管 – 胃连接部的病变中，如果食管侧的切除范围较广泛，难以在腹腔镜下进行缝合，LECS 便很难成功。如果累及不超过 1/2 周的话，通常都可行 LECS。对于半周至 2/3 周的病变，行 LECS 有一定的挑战，要依病例而定。

　　如改做近端胃切除术时，有必要在术前获得充分的知情同意。

文献

[1] Hoteya S，Haruta S，Shinohara H，et al：Feasibility and safety of laparoscopic and endoscopic cooperative surgery for gastric submucosal tumors，including esophagogastric junction tumors. Digestive Endoscopy 2014；26（4）：538–544.

[2] 平澤俊明，比企直樹，山本頼正ほか：噴門部胃黏膜下腫瘍に対する Laparoscopy and Endoscopy Cooperative Surgery（LECS）の検討 . Gastroenterological Endoscopy 2014；56（8）：2359–2366.

経典LECS

# 贲门部病变的 LECS （外科部分）

**辻本广纪，平木修一**
防卫医科大学上消化道外科

　　近年来，随着腔镜外科手术的普及，对于胃黏膜下肿瘤，虽然逐渐改为在腹腔镜下进行胃的部分切除，但还是有必要根据肿瘤的部位、大小、发育方式的不同选择适当的术式。特别是对于间质瘤好发部位的胃贲门部病变，以往多难以行腹腔镜下切除，若切除范围过多，有可能引起术后通过功能障碍（图 1）。

　　作为克服这些困难的术式，双镜联合手术（LECS）被开发以后，对于贲门正下方的肿瘤，以前适合行近端胃切除或全胃切除的病例也可通过 LECS 行胃部分切除术。

　　在本专题中，将对位于胃贲门部的胃黏膜下肿瘤行 LECS 中的外科操作进行介绍。

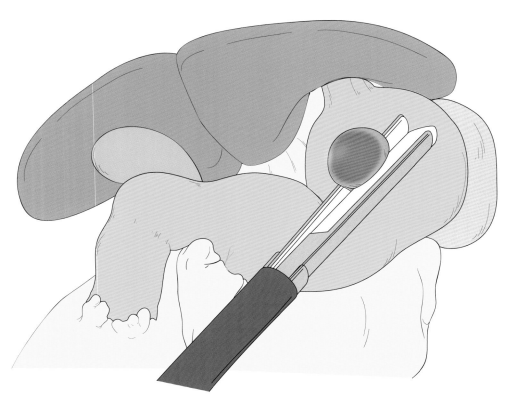

图 1　**胃贲门部黏膜下肿瘤进行腹腔镜下部分切除术**
腹腔镜下行胃部分切除术切除的范围过多，术后有可能引起通过功能障碍。

# 笔者的 LECS

## 手术室的设置

手术在全麻下的分脚仰卧位下进行，内镜装置及内镜医生在患者的头左侧，行气管内插管后安装牙垫套管，准备经口内镜（图 2）。穿刺孔的布置与腹腔镜下胃切除术相同，除了脐部的观察孔以外，通过 4 个操作孔进行手术（图 3）。将脐部的皮肤纵向切开，通过开腹法将观察穿刺器插入，使用附有气囊的穿刺器。通过对脐部进行纵向切开，如将筋膜上下切开1cm，即使是直径为 5cm 的肿瘤也可容易地从腹腔内取出。此外，使用附有气囊的穿刺器是为了保证从脐部取出肿瘤之后的气密性，在放置牵开器后，使用无粉尘袋子，让气囊在腹腔内膨胀，确保观察用穿孔器可以在腹壁上固定，之后的腹腔镜操作就会变得容易（图 4）。另外，因为内镜下使用 $CO_2$ 充气，避免了用肠钳在空肠处将气体阻断。

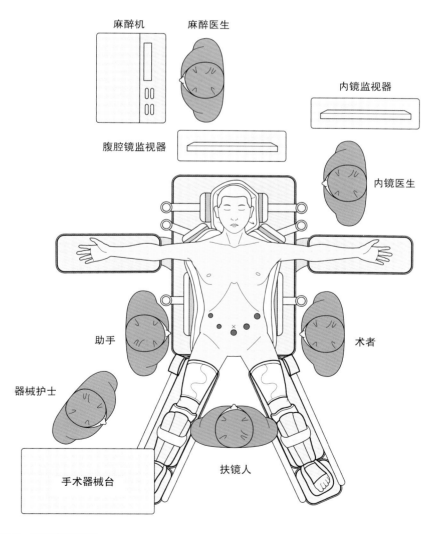

图 2　手术室的设置

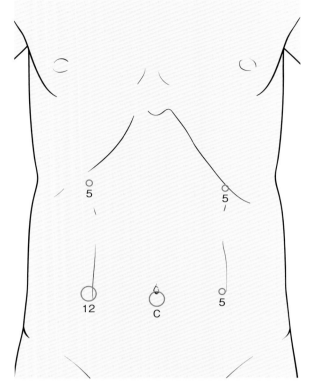

图 3　穿刺器的位置

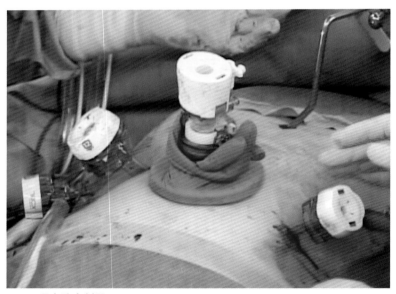

图 4　观察孔穿刺器

使用附有气囊的观察孔穿刺器，固定观察孔穿刺器。

## 手术操作

1. 气腹后充分观察腹腔内，确认是否存在其他病变。

2. 在腹腔镜侧及内镜侧确认肿瘤的位置，判断哪一种方式更容易游离。首先打开小网膜，开放膈肌右脚和小网膜之间的空间，确认食管后壁及膈肌左脚。在大弯侧使用血管闭合系统等能量工具处理胃短动静脉。

3. 当完成肿瘤附近的胃壁游离后，在内镜侧以比企等的方法为基准，遵循 ESD 的要点将肿瘤边缘的黏膜下层切开约 3/4 周，再人工穿孔，在腹腔镜下从穿孔处开始将浆膜肌层切开。当肿瘤达贲门正下方时，笔者的方法是在术中内镜下确认鳞柱交界（squamocolumnav junction，SCJ），追加周边切开，使鳞柱交界侧留下约 1/4 周（图 5）。根据腹腔镜的特点，从足侧向下看，肿瘤便在患者的头侧展开，这样胃内的视野较好，容易确认术中内镜或鳞柱交界（图 6）。同时，在使用自动缝合器切离时，通过假闭锁状态将自动缝合器向肿瘤侧牵引，这样便可最大限度地确保离开鳞柱交界，避免损伤食管，这是本术式的优势（图 7）。

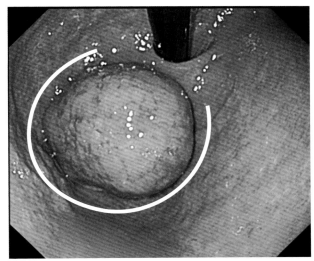

图 5　鳞状上皮和柱状上皮交界周边的切开线

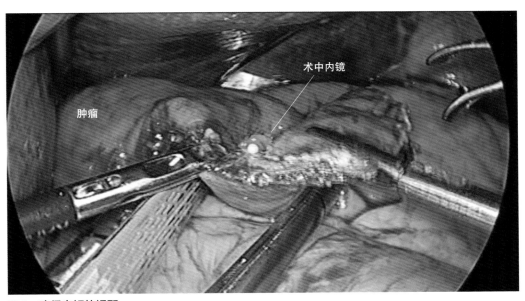

图 6　确保良好的视野

确认术中的内镜，保证与鳞柱交界的距离。

4. 另一方面，当肿瘤超过鳞柱交界达到腹部食管时，考虑到如果使用自动缝合器会引起术后狭窄，所以要使用腹腔镜下的间断缝合。此时重要的是，连同脾膈韧带、胃膈韧带一起，充分地将腹部食道和两侧的膈肌脚游离开，这样可使缝合变得容易。

5. 因游离胃上部而无法保留 His 角的时候，术后需要考虑防止反流的策略。在笔者医院，与腹腔镜下近端胃切除术一样，需做胃壁折叠术固定，防止反流（图 8）。

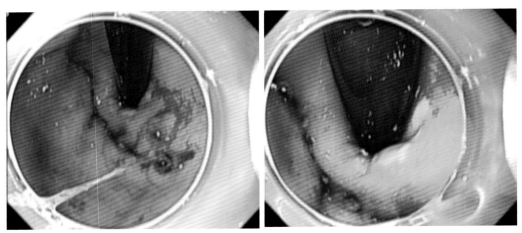

图 7 确保距鳞柱交界一定的距离

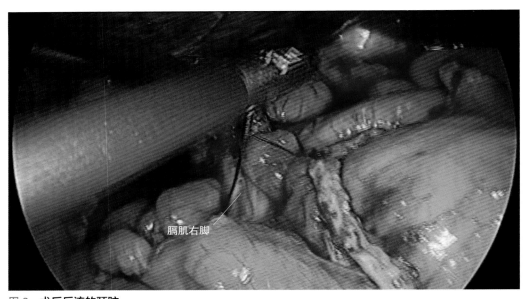

膈肌右脚

图 8 术后反流的预防

**文献**

[1] Tsujimoto H，Yaguchi Y，Kumano I，et al：Successful gastric submucosal tumor resection using laparoscopic and endoscopic cooperative surgery. World J Surg 2012；36（2）：327-330.

[2] 比 企 N，Yamamoto Y，Fukunaga T，et al：Laparoscopic and endoscopic cooperative surgery for gastrointestinal stromal tumor dissection. Surg Endosc 2008；22（7）：1729-1735.

# 胃小弯病变的 LECS

**稻木纪幸**

石川县中央医院消化外科

胃小弯病变的双镜联合手术（laparoscopy and endoscopy cooperative surgery，LECS）相对于其他部位的 LECS 需要留意的地方较多。首先，一定要处理小网膜；其次，缝合关闭胃壁时要注意避免胃腔变形。

小网膜中不仅有胃左动静脉或胃右动静脉所形成的丰富血管网及相关淋巴管网，还有迷走神经前干的鸦爪支走行，如果过多地切除，有可能引起术后胃功能障碍。此外，即使是通过 LECS 做最小限度的胃壁切除，当肿瘤直径较大时，缝合胃壁缺损后，胃腔也易变形、小弯短缩，加之迷走神经分支的损伤，常引起胃的排空功能障碍。笔者在对小弯侧病变进行 LECS 时，也遇到了引起胃排出障碍的病例，并进行了报道。

本文将对胃小弯病变的 LECS 技术进行图解，介绍其操作要点。

## 术前检查

对于胃黏膜下肿瘤，术前要进行常规检查，如超声内镜（endoscopic ultrasonography，EUS）、腹部增强 CT、胃造影透视，以把握肿瘤的部位、大小、所在位置，例如肿瘤是向胃内腔突出还是向胃外腔突出，或者是在壁内生长。在行增强 CT 时，使用发泡剂使胃膨胀，对图像进行 3D 处理，掌握小弯血管的走行和肿瘤的位置，了解术前的小网膜处理的必要性，这些都非常重要。

## 术前准备

准备物品及患者体位，以平时腹腔镜下远端胃切除术（laparoscopic distal gastrectomy，LDG）为基准。LECS 在这个基础上还要添加内镜的显示器和吊塔等。笔者医院的设备配置如图 1 所示。医院平时行腹腔镜手术的体位为双臂收拢、双腿分开位，这样在行 LECS 时，患者的前臂不会妨碍设备的放置。当双臂或者单个前臂需要打开时，最好跟麻醉医生或巡回护士进行沟通，完成必要的操作后再将双臂的体位变换为收拢状态。

## 穿刺孔设置

穿刺孔的设置以通常的远端胃切除术为基准（图 2）。少孔腔镜外科的概念也适用于 LECS，有时也会减少穿刺孔数或减小其口径。但对于小弯侧的病变，因必须要处理小网膜，

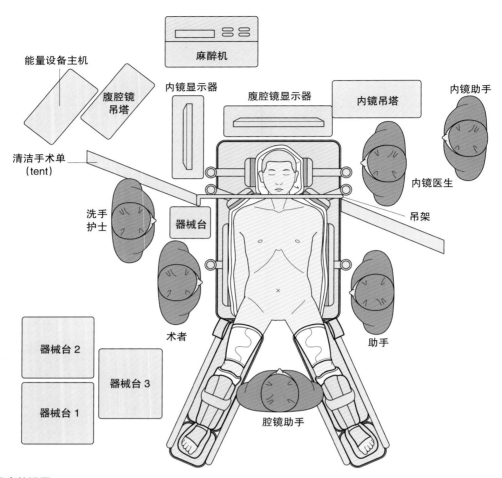

图 1　**手术室的设置**

患者的体位以平时的腹腔镜下胃切除术为基准，在此基础上添加内镜的器材，使外科医生、内镜医生均可同时看到各自的显示器。

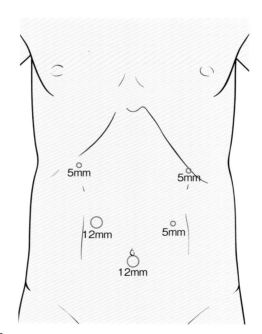

图 2　**穿刺孔的位置**

穿刺孔以通常的腹腔镜下胃切除术的五孔为基础，根据肿瘤的大小及位置，可减少穿刺孔的数量及直径。

所以需要保持良好的视野及安全可靠的切除，是否采用少孔技术需根据手术团队的技术和经验慎重决定。

# 手术操作

### 插入穿孔器—气腹—对胃进行观察

插入观察孔后，在气腹（10mmHg）状态下观察腹腔及胃。当为胃小弯处病变时，肝左叶常会妨碍手术操作，需要使用一些方法将肝左叶固定于腹侧壁上。在笔者医院，采用 2-0 尼龙线直针将肝左叶吊向腹壁（图 3）。当结束腹腔内的探查及固定好肝左叶后，便请内镜医生开始胃镜下的检查。

### 标记（图 4）

外科医生与内镜医生共同协作，从胃内、胃外确认肿瘤的位置。此时，在胃腔内使用钳子将肿瘤的内镜切开线顶起，在腹腔镜下确定小网膜的切断线。将小网膜的切断、剥离范围保持在最小限度内十分重要。

### 小网膜的处理（图 5）

进行标记后，中断内镜观察，开始在腹腔镜下进行小网膜的处理。助手使用双钳把持标记附近的胃前壁，持续牵引使得胃小弯侧绷紧，方便术者使用能量工具切开小网膜。对于能

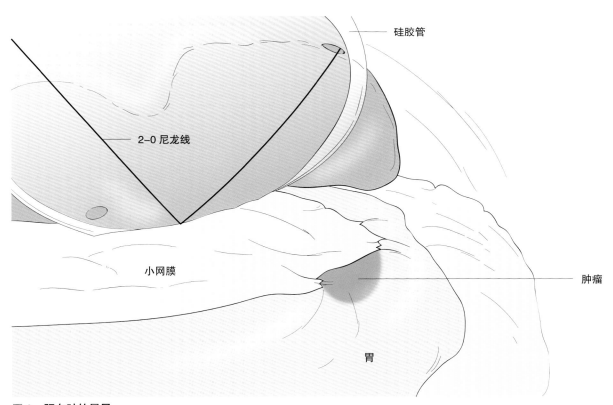

硅胶管

2-0 尼龙线

小网膜

肿瘤

胃

图 3　**肝左叶的悬吊**
在上腹部经皮于裂孔处以 2-0 尼龙线直针运针，通过硅胶管吊起固定肝左叶。

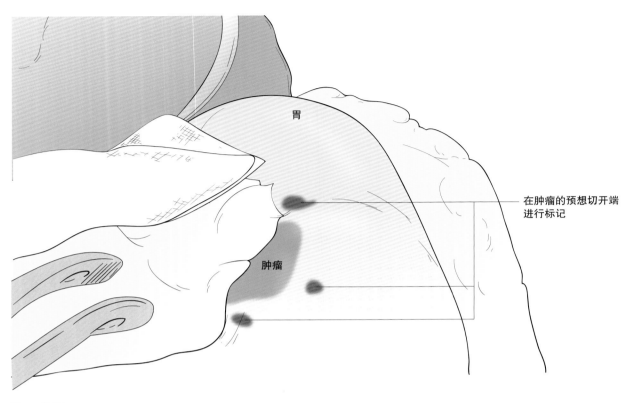

胃

在肿瘤的预想切开端
进行标记

肿瘤

图 4　标记

外科医生与内镜医生共同协作，从胃腔内外确认肿瘤的位置。在胃腔内侧使用钳子将肿瘤的内镜切开线顶起，为了便于腹腔镜下确定小网膜的切断线，可使用龙胆紫进行标记。

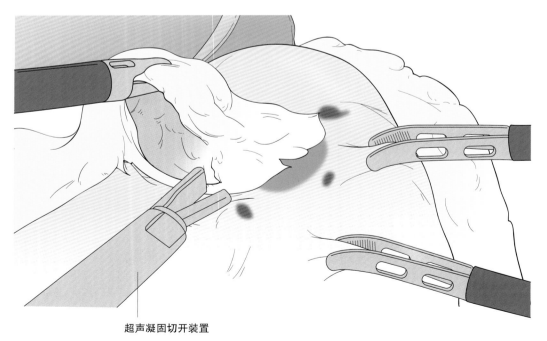

超声凝固切开装置

图 5　小网膜的处理

分层，由浅入深小心地剥离切开小网膜。当小网膜张力不够时，助手需将钳持部位换至剥离部位旁，保持足够的张力。在不超过标记的范围内进行最小限度的小网膜剥离。

量工具，推荐使用可以进行适当止血及剥离操作的超声波刀。手术技巧是由浅入深地对每一层进行仔细的剥离切开。当胃小弯张力不够时，助手的把持部位需调整至剥离部位旁，确保具有持续的张力。为了确保不超过标记的区域，只对必要的最小限度的小网膜进行剥离。

## 内镜的操作（图 6）

处理完小网膜之后，便开始内镜下的操作。在腹腔镜下，在切断小网膜后的小弯侧置入腹腔镜用纱布，可以预防内镜切除时全层切开（预定外的穿孔）导致的血管、胰腺损伤。此外，为了防止腹腔镜所引起的光晕，腹腔镜光源亮度需调至能进行观察的最小限度。为了在内镜下可以充分地在胃内送气，同时下调腹腔镜下的气腹压（腹腔内操作时 10mmHg；内镜操作时 4mmHg 左右）。此外，为了防止意外损伤，在确保观察的同时，在腹腔镜下确认内镜联合操作的部位，与内镜医生共享胃壁外的信息（预定外的穿孔等）是很重要的。

详细的内镜下操作在其他专题中已有介绍，在病变的周围用点进行标记后，常在切开部位的黏膜下注入生理盐水，进行黏膜及黏膜下层的切开。对小弯侧病变，在口侧或肛门侧内镜的角度会发生变化，不管是向下看还是倒镜看，一边确保距离肿瘤最多 1cm 的必要最小限度的边缘，一边进行全周切开。在全周完全切开之前，注意不要发生胃穿孔。完成全周切开之后，在腹腔镜监视下人工对胃壁穿孔。为了便于在腹腔镜下切开，要与外科医生一起共享内镜及腹腔镜下的视野，再决定穿孔部位。通常，在肿瘤的肛侧容易进行全层切离，所以通过内镜对位于肛侧的全周切开部的浆膜肌层进行穿孔。如果将穿孔部位切开扩大到能够从腹腔镜下用钳把持胃壁全层的时候，可暂时中断内镜的操作。

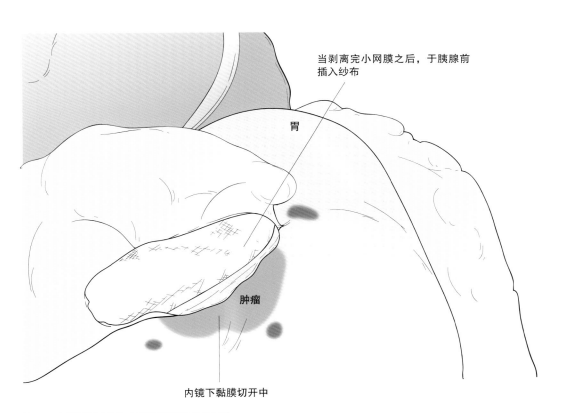

当剥离完小网膜之后，于胰腺前插入纱布

胃

肿瘤

内镜下黏膜切开中

图6　内镜下的切开（腹腔镜侧的注意点）

在内镜切开时，在较暗的光源下从腹腔内继续观察。从小网膜切开后的空间向胰腺前面置入腹腔镜下用的纱布，可以预防内镜切开引起的预定外的穿孔时对血管、胰腺实质的损伤。

## 腹腔镜的切开（图 7）

气腹压再次回到 10mmHg，通过腹腔镜操作，再次进行肿瘤的全周切开（浆膜肌层）。这时可以清楚地把握内镜下周围切开所形成的切除线，可以很容易地使用超声刀精准切除肿瘤。这种沿着先行的黏膜切开线简便地将浆膜肌层切开的技术在当初被称为"单轨技术"。当进行开放胃壁的经典 LECS 时，因为是以无凹陷（delle）等恶性表现的肿瘤为对象，所以基本不用担心肿瘤的播散，但是在切开的时候，要保证不损伤肿瘤包膜。此外，尽量留意不要将胃液漏出至腹腔内。

## 肿瘤的取出（图 8）

完全切除的肿瘤在腹腔镜下用置入的塑料袋直接收纳。是将穿刺孔进行必要的延长后取出还是通过内镜经口取出，要根据肿瘤的大小决定。大小不超过 3cm 的可在内镜下经口取出，这时不需要延长穿刺孔的切口。如果超过 3cm 的话，较难经口取出，需延长穿刺孔切口取出。

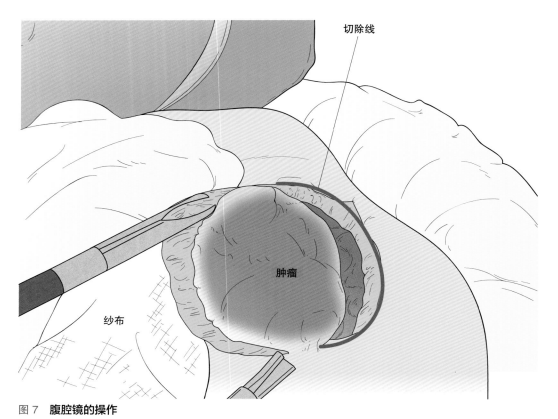

图 7　腹腔镜的操作

让超声刀沿着已经在内镜下通过黏膜切开所形成的线，进行浆膜肌层切离（单轨技术）。要注意尽量不要钳持肿瘤。

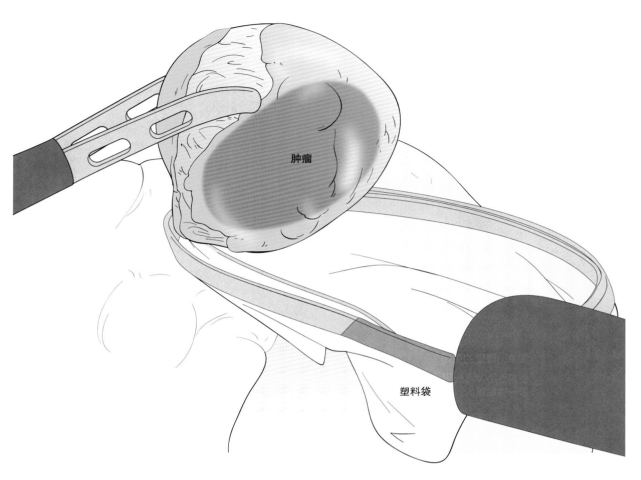

**图 8　肿瘤的取出**

对于切除的肿瘤，为了防止其接触腹壁和其他脏器，使用塑料袋进行收纳后取出。不管是经口取出还是从脐部的穿刺孔切口取出，都一定要使用袋子收纳。

## 胃壁的关闭（图 9）

小弯侧 LECS 的重要步骤之一便是胃壁关闭。对于小的缺损，不管在任何方向上进行关闭都不会产生问题。但当缺损部位较大时，因为从胃的短轴方向进行关闭的话，小弯便会缩短，形成所谓的囊状胃，术后就越有可能引起胃排出障碍。因此，最好从长轴方向对胃壁进行关闭。

此外，关闭方法虽然可以用缝合线进行体腔内缝合或使用自动缝合器进行缝合，但笔者推荐尽可能使用缝合线在体腔内缝合。选择不需结扎且不会松弛的倒刺线 3-0 V-Loc™（Covidien，USA）18cm 进行连续单层闭锁。运针的技巧是牢固地缝合浆膜肌层，稍微带一些黏膜，这样可以防止因缝合线引起的黏膜外翻。此外，笔者是顺着长轴方向，缝合线从口侧向肛侧，在腹腔镜下则为从里向外运针缝合。

缝合结束后，在内镜下观察缝合部，确认是否有出血。同时，在腹腔内进行注气试验。如果没有问题的话，就停止内镜操作。最后，用剥离的小网膜覆在胃壁缝合部进行缝合固定（图 10）。

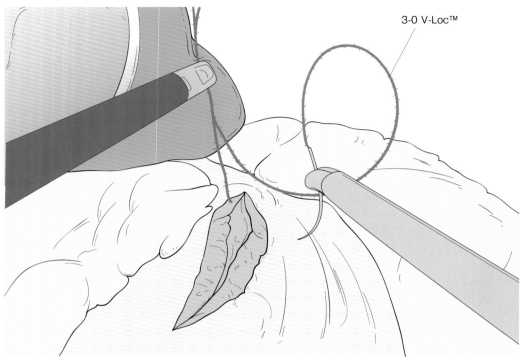

3-0 V-Loc™

图 9　胃壁的关闭

使用 3-0 V-Loc™（Covidien，USA）18cm 进行连续单层缝合闭锁。运针的技巧是牢固地缝合浆膜肌层，稍微带一些黏膜。

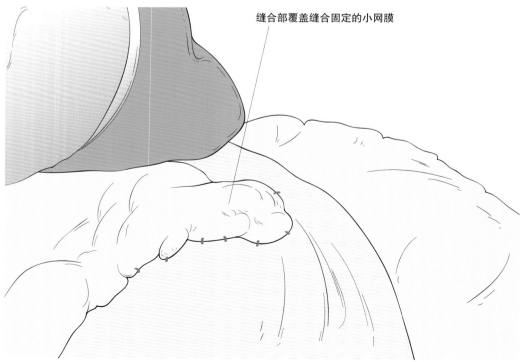

缝合部覆盖缝合固定的小网膜

图 10　手术结束前

使用切离的小网膜再次覆盖缝合部进行固定。在内镜下进行漏气实验。

经典LECS

#### 手术结束及术后管理

使用适量的生理盐水洗净腹腔后，拔除穿刺器结束手术。基本上不留置腹腔引流或经鼻胃管。进食时间及内容则以腹腔镜下远端胃切除术为基准，以术后第 8 天为参考，可予出院。术后 1 个月复诊，在这之前需要连续口服 PPI。术后 3 个月、6 个月、1 年内均要行内镜检查缝合部，并确认是否有食物残渣残留。当出现消化道症状或排出功能障碍时，可使用健胃药。

## 结语

对于小弯侧的病变行 LECS 要注意术后的排出功能障碍。LECS 最大的优点是使部分胃切除的面积最小，在此基础上，为了使术后胃的变形最小化，尽可能地在不影响胃排空功能的前提下进行。糖尿病等基础疾病也是引起术后排空功能障碍的重要原因。需要事先考虑肿瘤的大小、胃的形态、基础疾病，根据情况选择是否放弃 LECS 手术。希望大家可以很好地活用兼具根治性还可维持术后生活质量的 LECS。

### 文献

[1] 佐藤達夫：臨床のための解剖学. メディカルサイエンス・インターナショナル，東京，2008，p.241-51.

[2] 佐藤健次：胃の神経支配. 胃外科の要点と盲点，文光堂，東京，2005，24-31.

[3] 篠原 尚：胃の構造. 胃外科のすべて，メジカルビュー社，東京，2014，26-36.

[4] 易 勤：ヒト幽門の神経支配について. 臨床解剖研究会記録 2007；7：26-27.

[5] Waseda Y，Doyama H，Inaki N，et al：Does laparoscopic and endoscopic cooperative surgery for gastric submucosal tumors preserve residual gastric motility? Results of a retrospective single-center study. PLoS One 2014；9 (6)：e101337.

# II

## LECS 相关技术

# 非穿孔式内镜下胃壁内翻切除术（NEWS）

**新美惠子**[1]，**爱甲　丞**[2]，**山下裕玄**[2]，**藤城光弘**[3]，**瀬户泰之**[2]，**小池和彦**[4]

[1] 东京大学医学部附属医院检诊部 / 消化内科，[2] 东京大学大学院医学系研究科消化外科，
[3] 东京大学医学部附属医院光学医疗诊疗部 / 消化内科，[4] 东京大学医学部附属医院消化内科

## 概述

以往的经典 LECS（laparoscopic and endoscopic cooperative surgery）应用内镜在胃腔内使管腔穿孔、进行全层切开，故无法避免管腔内外交通，常有引起腹腔内感染或上皮性肿瘤播散的危险。此外，在切除病变时，因为胃的塌陷导致在内镜下无法确保视野，使得内镜下的处理变得困难。此外，在使用自动缝合器的时候，不得不进行胃壁的大块切除，有可能因胃腔变形而导致术后患者生活质量低下。非穿孔式内镜下胃壁内翻切除术（non-exposed endoscopic wall-inversion surgery，NEWS）则可解决这些问题，达到**"不发生管腔穿孔的胃壁全层切除"**。因为使用内镜及腹腔镜可不发生管腔开放，所以可对胃壁的任意范围进行全层切除，无须担心腹腔内的感染或肿瘤播散的可能，也能以良好的视野将肿瘤切除，并且也可在最小的切除范围内进行治愈性切除，目前这是一个理想的胃局部切除方法。

## 适应证

NEWS 的要点是将肿瘤向胃腔内内翻，将切除的病变经口取出，因此其适应证限定于：直径在 3cm 以下的腔内或壁内发育型胃黏膜下肿瘤（不论是否有溃疡）。对于腔外突出型的病变，多选择可短时间且安全切除的腹腔镜下局部切除术。淋巴结转移率较低的早期胃癌是内镜下黏膜剥离术（endoscopic submucosal dissection，ESD）的良好适应证，但随着 ESD 的普及，遇到合并溃疡的病变、残留再发的病变等这些较难行 ESD 的病变的机会增多。对于这些病变，目前仍然使用 ESD，不能完全避免的穿孔、完整切除率等有时也成为要面对的问题。虽然淋巴转移阴性的早期胃癌是内镜治疗的适应证，但是对于技术上行 ESD 难度较高的病变，NEWS 也很适合。此外，如别的专题所述，通过 NEWS 与前哨淋巴结导航手术相结合，对于 ESD 适应证以外的早期胃癌，也可考虑为其扩大适应证。对于上皮性的肿瘤，与胃黏膜下病变不同，直径 3cm 以上的病变也可经口取出，对于大小没有特别大的限制。

**要点**

### NEWS 的适应证

1. 直径 3cm 以下的腔内、壁内发育型胃黏膜下肿瘤（不论是否有溃疡）。

2. 在技术上行 ESD 难度较高的、淋巴结转移阴性的早期胃癌。

3. ESD 适应证以外的早期胃癌（NEWS+ 前哨淋巴结导航手术）。

# 术前准备

NEWS 为使用腹腔镜及内镜的操作，虽然有一些特殊技巧，但不需要特别准备。腹腔镜的操作以腹腔镜手术为基准进行准备，内镜操作以 ESD 为基准进行准备。

### 要点

**腹腔镜方面**

1. 对于腹腔镜、钳子，与通常腹腔镜下胃切除术、镜视下吻合中所使用的器材相同便可。
2. 超声波刀：根据部位的不同，可能不需要处理血管，只使用电刀即可。

### 要点

**内镜方面**

● ESD 中所使用的物品

1. 附有水冲洗功能的内镜（GIF-Q260J、GIF-2TQ260M 等）。
2. ESD 刀（dual knife、IT 刀 2 等）。
3. 局部注射液（生理盐水、透明质酸钠等）。
4. 标本回收网。
5. 内镜用 $CO_2$ 送气装置（UCR）。
6. 高频手术装置（VIO300D 等）。

手术在全麻下以仰卧位进行。因为内镜医生是站立在患者的左侧进行操作，所以患者右手要伸出，左手束缚（图 1）。

图 1　**手术室的配置**

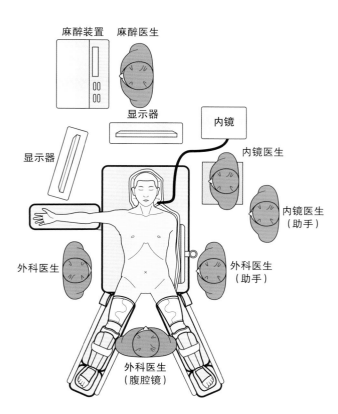

# 手术操作

内镜医生和外科医生相互协助进行操作，各自按以下流程进行（图2）。

1. 插入腹腔镜穿刺孔，观察腹腔，从腹腔侧确认病变（**外科医生**）。
2. 使用内镜，在病变周围的黏膜上做标记（**内镜医生**）。
3. 腹腔镜下于黏膜标记相对的浆膜侧再进行标记（**外科医生**）。
4. 内镜下在病变周围的黏膜下层注射局部注射液（**内镜医生**）。
5. 腹腔镜下将浆膜标记外侧的浆膜肌层全周性地切开（**外科医生**）。
6. 将包含病变在内的全层胃壁向管腔内内翻，并且在腹腔镜下将浆膜肌层缝合（**外科医生**）。
7. 在黏膜标记的外侧，于内镜下将黏膜和黏膜下层进行全周性地切开（**内镜医生**）。
8. 病变经口取出（**内镜医生**）。
9. 确认没有漏气后，拔除穿刺器，关闭切口（**外科医生**）。

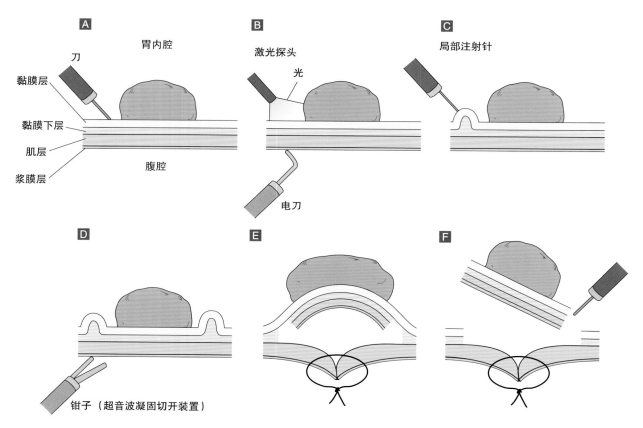

图2　**NEWS 的模式图**

A：在胃腔内确认病灶并在病变周围进行标记。

B：以胃腔内的标记为基础，于腹腔镜下在相对的浆膜上进行标记。

C：于胃腔内在病灶周围的黏膜下层进行全周性的局部注射。

D：在腹腔镜下对浆膜肌层进行切开。

E：将病灶向胃内腔内翻，同时在腹腔镜下对浆膜肌层进行缝合。

F：从胃腔内对病灶行黏膜切开，切除病灶，经口取出病灶。

# 手术要点

## 1. 插入腹腔镜，观察腹腔，确认病变

通过小切口，在脐部插入腔镜用穿刺器，充气至 10mmHg 气腹压。通常使用 5 个穿刺孔进行手术，其中 5mm 穿刺孔 3 处，12mm 穿刺孔 1 处。虽然穿刺孔的位置以通常的腹腔镜辅助下远端胃切除术（laparoscopy-assisted distal gastrectomy，LADG）为基准，但根据病变位置的不同，可以做若干调整。事先预设计缝合的方向，为便于之后的操作而设计好穿刺孔是很重要的。对腹腔进行系统探查，进一步确认病灶，当病变位于后壁时，要切开大网膜、开放网膜囊。对于间质瘤，因其好发生于胃体上部，有必要切断胃网膜左动静脉，充分游离胃壁。确认病灶后，处理其周围的血管，确保足够的切离、缝合边距。

## 2. 内镜侧的标记

在从胃内腔确认病灶位置的同时，根据 ESD 的操作要领，使用刀的前端对病变周围进行标记（图 3）。胃黏膜下肿瘤与上皮性来源肿瘤不同，不能在胃黏膜面标出精确的分界线，故没有必要像上皮来源肿瘤那样进行详细的标记。当为上皮来源肿瘤时，有必要同时使用白光、色素、NBI 放大观察，对病变周围进行精准标记。

## 3. 腹腔镜侧的标记

以胃腔内的标记为基础，在腹腔镜侧进行浆膜标记（图 4）。虽然也有用内镜的透过光、用刀前端压迫进行标记的方法，但常会出现偏差，难以进行精准标记。目前，笔者医院以胃腔内的标记为基础，以对准胃内发出的激光，在腹腔镜下对浆膜进行标记，以达到更精准的目的（图 5）。

## 4. 内镜侧的局部注射（图 6）

在胃腔内，于内镜下对黏膜下层进行局部注射。与 ESD 一样，先通过局部注射针局部注射生理盐水，确认注射入黏膜下层后，再局部注射透明质酸（使用生理盐水行 2 倍稀释）。与 ESD 不同的是，比起确认血管，对于层次的辨识更重要，所以多注入一些混合靛胭脂的液体更好。此外，为了保证之后的浆肌层可以安全切开，使黏膜下层变厚也很重要，故局部多注入一些液体是有好处的。有必要的话也可在浆膜肌层适当追加一些。

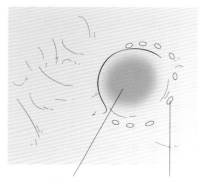

体上部后壁近 20mm 的 GIST　　黏膜标记

图 3　内镜侧的标记

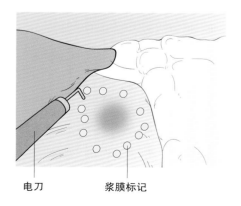

电刀　　　　　浆膜标记

图 4　腹腔镜侧的标记

内镜侧　　　　　　　　　　　　　　　　腹腔镜侧

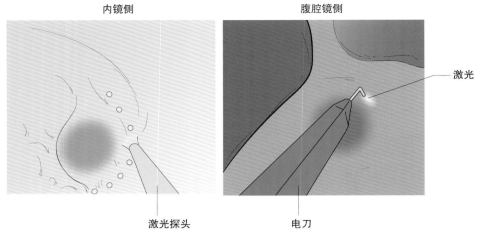

激光

激光探头　　　　　　　　　　　　　电刀

图 5　**使用激光进行标记**

内镜侧　　　　　　　　　　　　　　　　腹腔镜侧

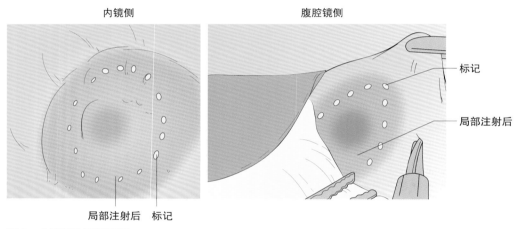

标记

局部注射后

局部注射后　　标记

图 6　**内镜侧的局部注射**

## 5. 腹腔镜侧的浆肌层切开（图 7）

在浆膜侧的标记线外侧，使用电刀或者超声刀等进行切开。这时如果同时处理血管穿通支的话，可以减少之后内镜下黏膜切开时的病灶出血，因为内镜下止血比较困难，而腹腔镜下止血相对比较容易。此外，事先将病灶周围的肌纤维全周性地充分切开，剥离至黏膜下层，可以使之后的浆肌层缝合及内镜下的黏膜切开变得容易，所以要尽可能地处理病灶周围的肌纤维，为了形成帽边状结构，可稍微剥离一些外侧的黏膜下层。

## 6. 浆膜肌层缝合

在全周性浆膜肌层切开后，从浆膜至黏膜下层用针将浆肌层连续缝合成一层（图 8）。虽然沿长轴方向缝合可以使之后的内镜操作更加容易，但有必要考虑到病灶部位、大小所对应的胃的变形及狭窄，再决定缝合的方向。只要将病灶轻轻向内腔内推的同时进行缝合，就可容易地使其内翻。在稍远离切离部的地方用线进行牢固的缝合，缝的间隔要尽可能小。这样之后的黏膜切开可以较容易地辨认出切除线。在笔者医院中，使用 Vicryl 3-0 进行浆肌层连续单层缝合。

病变内翻后，在进行管腔内的黏膜、黏膜下层切开时，有时难以确认最佳的层次。为了能明确内翻后的空间，可以在浆肌层缝合时放置垫片，便于在胃内进行切开时更容易潜入最

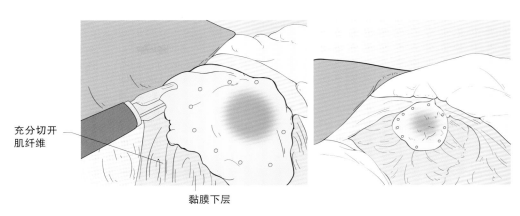

充分切开
肌纤维

黏膜下层

图 7　腹腔镜下的浆肌层切开

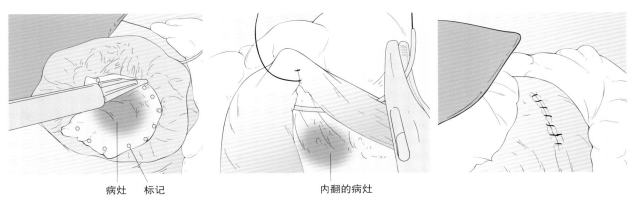

病灶　标记

内翻的病灶

图 8　浆肌层缝合

佳空间。此外，放置垫片可以保护缝合线，防止缝合线意外损伤断裂。目前，通常使用聚乙醇酸片（neoveil®）及内镜下手术用的海绵（securea™）作为垫片，在病变内翻时将垫片插入最佳层次后，进行浆肌层缝合（图9）。

## 7. 内镜下的黏膜切开，溃疡缝缩（图10）

内镜下，以标记线为基准进行黏膜切开。从胃腔内看，病变内翻的部分有充实感，与最初的病变比较，可以看出病灶出现变形。潜入最佳空间是开始切开时的要点，在开始切开的部位，于黏膜下层追加局部注射，使其变厚，在这个状态下使用刀慎重地切开。进入内翻后，可以看到垫片及缝合线的空间扩大。之后一边确认缝合线，一边进行黏膜切开。

## 8. 病灶的取出

对切除的病灶，遵循 ESD 的要点，使用回收网经口将标本取出。黏膜下肿瘤较充实，与上皮性的肿瘤不同，故在通过食管 – 胃连接部（EGJ）时会引起抵抗。这时，如图11所示，在胃镜的前端附上回收袋，可以在不损伤 EGJ 下将病灶取出。另外，气管内插管中的气囊有时可能会妨碍回收，也可以跟麻醉医生沟通后暂时将气囊内的空气排出。

## 9. 拔除穿刺器，关闭伤口

虽然没有必要清洗腹腔，但在操作过程中，如果出现腹腔与内腔相交通或对缝合不放心的时候，可用温盐水进行清洗兼备测试验的功能。在这之后，进行缝合关闭。不需要留置引

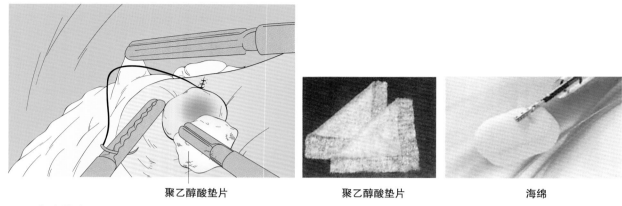

| 聚乙醇酸垫片 | 聚乙醇酸垫片 | 海绵 |

图 9　**插入垫片**

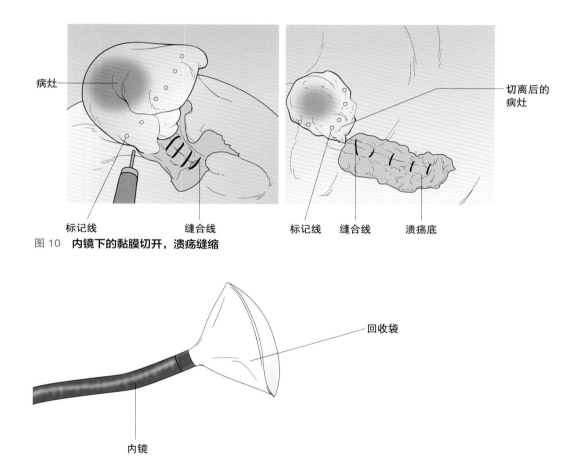

图 10　**内镜下的黏膜切开，溃疡缝缩**

病灶

标记线　　　　　缝合线

切离后的病灶

标记线　　缝合线　　溃疡底

回收袋

内镜

图 11　**回收袋（一次性）（D-Y0001，奥林巴斯公司）**

流或穿刺管。

## 术后管理

关闭伤口后，在手术台上进行胸腹部的 X 线检查，明确有无肺不张。在麻醉苏醒后拔除气管插管。硬膜外麻醉失效后，需要进行镇痛，促进患者深呼吸、排痰及早期下床。

术后第 2 天开始喝水，术后第 3 天在行上消化道造影明确没有变形及漏的前提下，开始进食，大概在术后第 7 天出院。这些均是为了在技术的初始阶段确保手术的安全性而设置充足的时间，更早进食及出院也是可以考虑的。

# 手术技巧

## 内镜医生：黏膜切开、黏膜下层切开（图 12）

刚开始进入最佳空间的阶段是很重要的，有必要慎重地处理。在 ESD 下要将黏膜下层切开剥离，所以操作 ESD 的术者往往会将黏膜下层剥离了。稍稍在黏膜的垂直方向进行切开，小心谨慎地对病变内翻的空间进行探索。如果插入垫片的话，这个空间将变得更容易识别。在进入最适空间后，一边确认标记线，一边对黏膜及黏膜下层进行全周性的切开。在进入最适空间之前，如果能够通过 ESD 的技术进行全周性黏膜切开，切开部分的厚度可减少，能更容易辨识切除线，使得内镜下的处理更加容易。

## 外科医生：浆肌层切开

这是在平时的胃切除中不太进行的操作，是必须要习惯的部分。要事先在黏膜下进行充足的局部注射，谨慎地切开。通常肌纤维是白色的。要注意胃窦部的胃壁较厚，而胃体部的胃壁较薄，如果发现了最佳层后，要循着这个层次进行。黏膜是稍呈褪色调的面，黏膜外侧因黏膜下多有血管走行，所以要一边对这些血管进行充分止血，一边充分地切开肌纤维至黏膜下层，这样可以使之后的内镜操作变得容易。

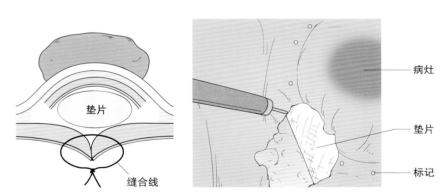

图 12　黏膜切开、黏膜下层切开的技巧

## 文献

[1] 比 企 N，Yamamoto Y，Fukunaga T，et al：Laparoscopic and endoscopic cooperative surgery for gastrointestinal stromal tumor dissection. Surg Endosc 2008；22：1729-1735.

[2] Goto O，Mitsui T，Fujishiro M，et al：New method of endoscopic full-thickness resection：a pilot study of non-exposed endoscopic wall-inversion surgery in an ex vivo porcine model. Gastric Cancer 2011；14：183-187.

[3] Mitsui T，Goto O，Shimizu N，et al：Novel technique for full-thickness resection of gastric malignancy：feasibility of nonexposed endoscopic wall-inversion surgery（news）in porcine models. Surg Laparosc Endosc Percutan Tech 2013；23：e217-221.

[4] Mitsui T，Niimi K，Yamashita H，et al：Non-exposed endoscopic wall-inversion surgery as a novel partial gastrectomy technique. Gastric Cancer 2014；17：594-599.

[5] Goto O，Takeuchi H，Kawakubo H，et al：First case of non-exposed endoscopic wall-inversion surgery with sentinel node basin dissection for early gastric cancer. Gastric Cancer. 2014 Aug 3.［Epub ahead of print］

# 前哨淋巴结导航手术和融合此手术的胃癌 NEWS

后藤　修 [1]，竹内裕也 [2]，北川雄光 [2]，矢作直久 [1]

[1] 庆应义塾大学医学部肿瘤中心低侵袭疗法研究开发部门，[2] 庆应义塾大学医学部普通消化外科

　　随着对淋巴结转移可能性极低的早期胃癌所进行的内镜下黏膜下层剥离术（endosocpic submucosal dissection，ESD）和腹腔镜下微创手术的普及，比企等提倡的双镜联合手术（laparoscopic and endoscopic cooperative surgery，LECS）可以实现更加微创的局部全层切除。并且，Goto 等设计了非穿孔式内镜下胃壁内翻切除术（non-exposed endoscopic wall-inversion surgery，NEWS），使得在不开放胃腔的情况下进行 LECS，即使是胃癌也可在理论上消除医源性播种的可能性，还能够进行局部全层切除。

　　在笔者医院，NEWS 同样融合了区域淋巴结清扫的前哨淋巴结导航手术（sentinel node navigation surgery，SNNS），这样对于术前不能排除存在淋巴结转移的胃癌，也可以提供更理想的保留胃功能的手术及缩小手术。2014 年开始，在笔者医院的伦理委员会认可下，本院开展了 NEWS+ 前哨淋巴结区域清扫术（sentinel node basin dissection，SNBD）。现在作为"对早期胃癌以前哨淋巴结为指标的淋巴结诊断及缩小手术范围的临床研究"得以开展，对于直径小于 4cm 的 cT1N0 早期胃癌行 SNNS，术中根据淋巴回流的分布及前哨淋巴结（SN）的快速病理结果考虑是否适用本术式。

## NEWS+SNBD 的临床操作

### 局部注入放射性同位素（RI）

　　从 SNNS 研究会主持的"关于胃癌前哨淋巴结示踪的多中心临床研究"结果来看，在内镜下于黏膜下层进行局部联合注射 RI 和色素示踪具有更好的效果。笔者医院使用的 Technetium tin colloid（$^{99m}$Tc）的粒子直径为 200~500nm，相对较大，2h 内便可在 SN 聚积，并停留 20h 以上，故在手术前一天晚上在内镜下分 4 个点分别局部注射 0.5mL $^{99m}$Tc。为了避免注入胃壁外及黏膜内，要小心细致地进行局部注射。

### 手术室的设置

　　因需要同时使用内镜和腹腔镜，且内镜医生及腹腔镜医生要一同观看双方的显示器进行手术，在各自的治疗中都需使用能量设备，所以手术台周围会摆放各种各样的机器。笔者医院如图 1 所示放置设备进行 NEWS。患者处于仰卧位，只有颈部朝向左侧。腹腔镜术者在患者的右侧，助手在左侧，腹腔镜扶镜手站在两下肢的中间。L 形头架立在右侧，左上肢向下方倾斜固定以确保内镜医生的工作空间。此外，因为在气腹的同时要将患者的颈部稍稍抬高，所以为了让内镜操作更容易进行，要事先准备好足台。

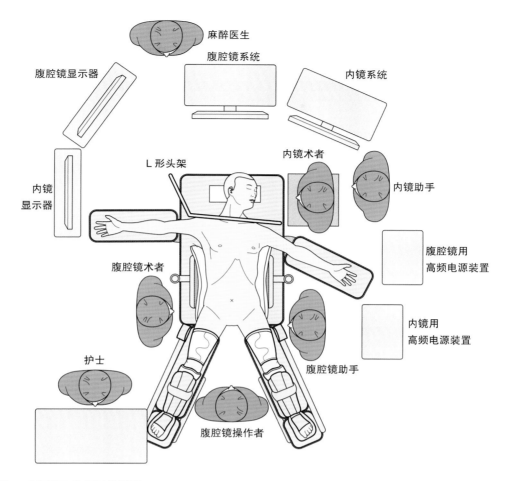

麻醉医生
腹腔镜系统
内镜系统
腹腔镜显示器
内镜术者
内镜助手
L 形头架
内镜
显示器
腹腔镜用
高频电源装置
腹腔镜术者
内镜用
高频电源装置
护士
腹腔镜助手
腹腔镜操作者

图 1　**NEWS 施行时的设置**
内镜医生、腹腔镜医生能一起观看双方的显示器。

### 插入穿刺器，显露术野

于脐下做气腹用的观察孔，插入腹腔镜建立气腹。在腹腔镜监视下，按顺序分别于右侧上部设置 5mm、右侧下部设置 12mm、左侧上部设置 12mm、左侧下部设置 5mm 的操作孔。12mm 的穿刺器除了可以插入钳子及电刀，也用于插入外科缝合线和能量切割工具使用。

为了充分观察原发病周围，需要吊起肝圆韧带，展开术野。为了不影响胃周围的淋巴回流，必要时在距胃充足距离的位置切开大网膜，露出胃后面。在能够把握原发病大概位置的时候，用可装卸的夹持钳钳夹 Treiz 韧带附近的空肠，预防内镜操作时引起的肠管扩张。

### 黏膜标记，局部注射 ICG，前哨淋巴结区域清扫

使用 $CO_2$ 充气，经口插入内镜，留置外套管。在充分清洗胃腔、确认病变及范围后，在边缘至少预留 1cm 进行黏膜标记。笔者医院使用 dual knife，在收纳刀头的状态下，通过 VIO300D® 的软凝固（effect 5，50W）在黏膜表面标记。

Tips1

在黏膜标记的时候，为了让病变容易内翻，尽可能地围绕病变设计正圆形的切除范围。

在周围的 4 个点分别注入 0.5mL ICG 溶解液（5mg/mL）。前一天局部注射 RI 部位的黏膜会发生变化，多可识别出来，所以 RI 和 ICG 所注射的部位不会有大的差别。在注射 ICG 时，也要注意不要误注入浆膜侧。

局部注射 ICG 之后便可动态地描绘出淋巴回流。为了更好地从正面观察病变，要将病变固定，确定淋巴回流及相关淋巴结。虽然浆膜侧的一级淋巴管及露出的淋巴结比较容易辨认，但在一般的观察下难以检出埋在脂肪组织内的淋巴结。笔者医院使用可以发射出近红外光并可检测 ICG 荧光的相机，通过联合吸光法及荧光法以提高分辨率，可以清楚地描绘出淋巴回流（图 2）。

局部注射 15min 后，ICG 聚积的淋巴结为前哨淋巴结，清扫包含其在内的区域淋巴结（lymphatic basin，LB）。淋巴引流区对应 5 根营养血管的支配区域分为 5 个，以此为基础，对于发现淋巴回流的部分连同引流区一同清扫。对淋巴引流区跨越小弯侧及大弯侧的病例行 NEWS 时，有可能不能切除走行于黏膜下的一级淋巴管，因此，只有当淋巴引流区限定于 1 个区域或邻接的 2 个区域的时候才是 NEWS 的适应证。将摘除的淋巴引流区在备用器械台上展开，在腹腔内使用荧光腹腔镜及 RI 检出用伽马探头检查前哨淋巴结，提交术中快速病理诊断。在确定前哨淋巴结转移阴性后，开始对原发病灶行 NEWS。当诊断 SN 为转移阳性时，则转为标准手术（远端胃切除术或全胃切除术）。并且，当淋巴引流区跨越两个以上相邻的流域且前哨淋巴结转移阴性时，则对应病变的部位选择胃节段切除术，或保留幽门的胃切除术等术式。

### 浆膜标记、黏膜下层局部注射

使用腹腔镜用的电刀在黏膜标记的相对位置使用凝固模式行浆膜标记。在内侧使用 dual knife 压着黏膜标记处，在腹腔镜下确认突出的胃壁，或者使用腹腔镜设备在外侧压着胃壁，在胃内确认其引起的隆起，要尽可能地让标记没有偏差，慎重地设计切除范围。在两侧都结束标记后，进行内镜下的局部注射。在黏膜标记的稍外侧全周性充分地局部注射混有少量 ICG 的透明质酸钠（MucoUp®）原液。

### 浆膜肌层切开及缝合

在腹腔镜下使用扁平型电刀用凝固模式在浆膜标记稍外侧进行全周性浆膜肌层切开，暴露出因 ICG 染成绿色的黏膜下层。接着，为了确保缝合时的"窝边"，对切开线外侧的黏膜下层进行深切（图 3A）。

病变与周围组织间充分分开后，在腹腔镜下一边让病变全层向胃内腔内翻，一边将浆膜肌层进行直线缝合（图 3B）。为了使缝合简便且缝合部不松弛，笔者医院偏好使用 V-loc180® 倒刺线。

在缝合部位之前放置缝合线，从内侧开始使用 V-loc180® 进行连续缝合。当缝合一半后，为了可以让内镜下黏膜下层切除时容易辨别切开线，在内翻病变的浆膜侧和缝合面之间插入垫片。笔者医院使用腹腔镜手术中所使用的海绵（securea®），将其剪成任意大小的椭圆形作为垫片使用。因为其具有可塑性及一定程度的摩擦力，可在不脱出的状态下保持在空间内。

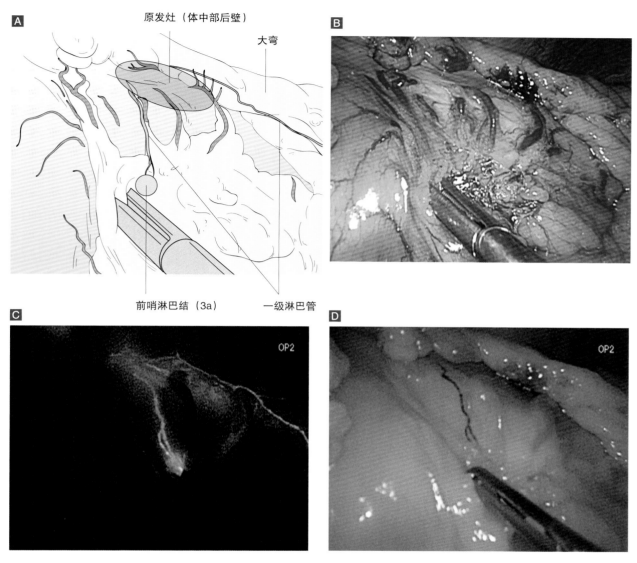

图 2　通过局部注射 ICG 示踪淋巴回流

Ａ：对于胃体中部后壁的病变，在其周围 4 个点分别局部注射 ICG，示踪淋巴回流的方向。3a：第 3a 组淋巴结。
Ｂ：在白光下较难观察淋巴回流及淋巴结。
Ｃ：通过荧光法示踪淋巴回流。
Ｄ：吸光法观察。通过钳夹被染色的淋巴结进行标记非常有用。

并且在内镜下切除时，因其反弹力使病变隆起，相当于在黏膜上加了对抗牵引，使黏膜切开变得容易进行。垫片插入之后，要一边留心不缝到垫片，一边完成浆膜肌层缝合。

Tips2

沿管腔长轴方向进行浆膜肌层缝合可使之后的内镜下切除变得容易。

### 黏膜切开，黏膜下层切除，病变回收

最后在内镜下进行黏膜切开，切除残留的黏膜下层，将病变切离。病变部位在垫片的作用下充分内翻、隆起，一边确认黏膜标记，一边用 dual knife 切除病变周围黏膜（Dry cut 模式，effect 3，30W，图 3C）。

在全周性切开黏膜之后，为了取出垫片，在缝合部中央小心地切除黏膜下层。根据不同情况，有时切开黏膜时垫片便已露出，有时要越过薄的黏膜下层才能看见垫片。当垫片露出时，沿着黏膜切开线，将其周围的黏膜下层切除（图 3D）。虽然在缝合部位起始点和终点的切除线容易变得不清楚，但是可以一边确认缝合线，一边从内侧开始向外侧进行黏膜下层切除。

在回收黏膜层及肌层的时候，为了不弄碎被全层切除的病变，要使用足够大的回收网，将两层包裹住，随外套管一起缓慢地经口取出。在肉眼下，切取离肿瘤最近的部分或者是全

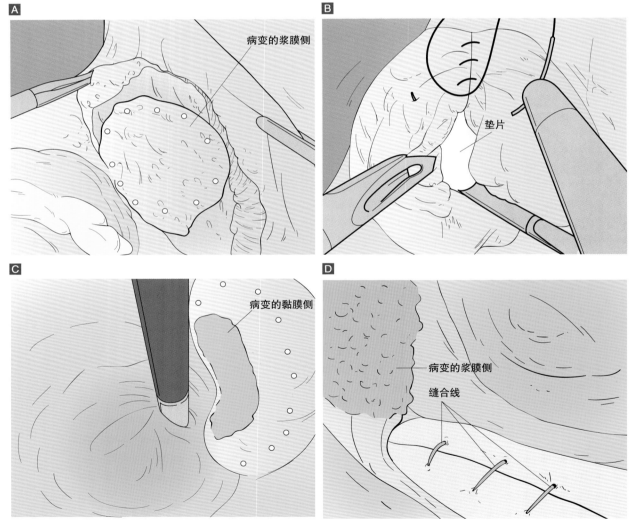

图 3 NEWS 的操作流程

A : 在内镜下于黏膜下层进行局部注射后，在腹腔镜下切开浆膜肌层。

B : 连续直线缝合浆膜肌层。将病灶与垫片一同内翻，之后的内镜操作会变得容易。

C : 内翻的病灶。内镜下在确认黏膜标记的同时切开黏膜。

D : 切除系膜状的黏膜下层，在管腔侧确认缝合线。

周，将其全层送术中快速病理。在垫片回收之后，为了以防万一，使用内镜的夹子将黏膜层尽可能地缝合缩小。如果切缘病理为阳性，则在腹腔镜下追加切除手术。

在确认没有漏或者出血后，松开夹持钳，在肝下面留置一根引流管。拔除穿刺器，关腹结束手术。

## Tips3

与 ESD 不同，病灶有与全层相当的组织量，如果进行部分黏膜、黏膜下层切除，由于病变的翻转，可能难以辨识切除线。事先切开黏膜至黏膜肌层是安全、可靠地进行内镜下操作的诀窍。

### 术后

术后禁食约 3 天后，如果情况较好，可开始进流食，术后 10 天左右可以出院。与一般的胃切除一样，最初要指导缓慢地进食。清扫区域淋巴结的部位在开始进食后通常不会有不适，术后体重也不会减少。术后将包括前哨淋巴结在内的标本进行最终病理诊断，以确定根治程度。

本技术在动物实验上也有效果，在临床开展也没有出现包括术中穿孔在内的并发症。虽然手术需要 4～5h，但积累一定病例之后，可缩短手术时间。

## 结语

本法是针对上皮性肿瘤也能安全进行 LECS 手术的一种特殊技术，其可靠性是经各种各样的分析推算得来的，所以以为了保证其具有科学根据，必须积累病例数并明确长期预后。微创是其真正的意义，希望在将来能作为低损伤法而被推广。

## 文献

[1] 比 企 N，Yamamoto Y，Fukunaga T，et al：Laparoscopic and endoscopic cooperative surgery for gastrointestinal stromal tumor dissection. Surg Endosc 2008；22：1729-1735.

[2] Goto O，Mitsui T，Fujishiro M，et al：New method of endoscopic full-thickness resection：a pilot study of non-exposed endoscopic wall-inversion surgery in an ex vivo porcine model. Gastric Cancer 2011；14：183-187.

[3] Mitsui T，Niimi K，Yamashita H，et al：Non-exposed endoscopic wall-inversion surgery as a novel partial gastrectomy technique. Gastric Cancer 2014；17：594-599.

[4] Takeuchi H，Kitagawa Y：New sentinel node mapping technologies for early gastric cancer. Ann Surg Oncol 2013；20：522-532.

[5] Kitagawa Y，Takeuchi H，Takagi Y，et al：Sentinel node mapping for gastric cancer：a prospective multicenter trial in Japan. J Clin Oncol 2013；31：3704-3710.

[6] Goto O，Takeuchi H，Kawakubo H，et al：Feasibility of non-exposed endoscopic wall-inversion surgery with sentinel node basin dissection as a new surgical method for early gastric cancer：a porcine survival study. Gastric Cancer 2014〔Epub ahead of print〕.

[7] Goto O，Takeuchi H，Kawakubo H，et al：First case of non-exposed endoscopic wall-inversion surgery with sentinel node basin dissection for early gastric cancer. Gastric Cancer 2014〔Epub ahead of print〕.

[8] Goto O，Fujimoto A，Shimoda M，et al：Estimation of subepithelial lateral extent in submucosal early gastric cancer：retrospective histological analysis. Gastric Cancer 2014〔Epub ahead of print〕.

LECS相关技术

# CLEAN-NET

**山口纪子 [1]，井上晴洋 [2]，工藤进英 [1]**

[1] 昭和大学横滨市北部医院消化中心，[2] 昭和大学江东丰州医院消化中心

## Tips

1. CLEAN-NET（combination of laparoscopic and endoscopic approaches to neoplasia with non-exposure technique）是 LECS（laparoscopic and endoscopic cooperative surgery）的一种。主要适用于早期胃癌中具有高度瘢痕、行 ESD 较困难的病例，作为一种处于 ESD 和腹腔镜手术之间的治疗方法而被设计出来。

2. CLEAN-NET 是在经口内镜和腹腔镜联合、胃腔不开放于腹腔下进行胃局部切除（全层）的一种方法，同时联合使用前哨淋巴结导航技术进行区域淋巴结清扫。

3. 此外，作为可用于胃内（管内）发育型的黏膜下肿瘤（主要是间质瘤）、减少胃壁切除范围的微创技术，具有一定的价值。

对于部分胃肿瘤，腹腔镜下胃部分切除术是一种低侵袭性的重要方法。但根据肿瘤所在部位及形状的不同，有时较难操作，有时会因切除过多的胃壁而引起胃变形。

面对这些问题，对于胃黏膜肿瘤，2008 年比企等报道了吸收内镜治疗及腹腔镜治疗要素而开发出的双镜联合胃部分切除术（LECS）。另一方面，Abe 等报道了用于早期胃癌的联合腹腔镜的内镜全层切除术。

但是，这些方法仍存在使胃内腔暴露于腹腔的问题，作为不开放胃内腔进行全层切除的一种术式，Inoue 等报道了其设计的 CLEAN-NET。

CLEAN-NET 是一种联合腹腔镜及内镜技术的、不将胃内腔开放于腹腔的、最小限度全层切除胃壁的一种方法，本专题将对这项技术进行介绍。

## 临床应用

### 适应证

早期胃癌中 ESD 扩大适应证：3cm 以下 UL（+）的分化型 cT1a 中，具有 UL- III 以深高度溃疡瘢痕的病变。

对于胃黏膜下肿瘤，特别是胃内（管内）发育型或胃内（管内）发育为主的壁间型间质瘤适合行此手术，《间质瘤诊疗指南》中推荐 5cm 以下的病变为此手术的基本对象。这个技术在昭和大学横滨市北部医院伦理委员会的通过下，对各个病例进行严密的知情同意后实施。

## 患者体位

与平时腹腔镜下胃切除术一样，在分腿仰卧位、两上肢打开的状态下进行。

腹腔镜显示器两台，于患者头侧左右各放置一台，经口内镜的显示器放置在两腹腔镜显示器之间的患者左侧。让站在患者右侧的术者可以看到腹腔镜及内镜的显示器。

## 插入穿刺器

从脐部插入腹腔镜用的 12mm 穿刺器（trocha）。

除此之外的操作孔与基本的腹腔镜下胃切除术一样，以倒梯形分别于右上腹部插入 5mm 的，右侧腹部插入 5mm（或 12mm）的，左上腹部插入 5mm（或 12mm）的，左侧腹部插入 5mm（或 12mm）的穿刺器。

对应不同患者肿瘤所在部位的不同，随时调整操作孔的位置以及口径的大小。特别是肿瘤位于胃上部时，患者右侧的操作孔要稍稍向内侧插入。此外，在使用自动缝合器进行胃全层切除时，也要根据肿瘤的位置改变自动缝合器插入的位置，所以要事先预定自动缝合器的插入方向，在这个部位选择 12mm 的操作孔。

## 经口内镜的标记

插入穿刺器后，插入经口内镜，在胃腔内观察病变范围。

在经口内镜下使用 H290Z 进行观察，使用装有透明帽的 H290 进行标记及局部注射，这些都是在使用 $CO_2$ 下进行的。

决定病变范围后，与进行 ESD 时一样，在其周围使用高频刀进行标记（图 1A）。

## 黏膜和肌层的固定

在腹腔镜下处理病变周围的血管。

在内镜下使用活检钳向浆膜侧推压黏膜表面的标记，在腹腔镜下对浆膜侧使用单极电刀进行标记。在浆膜侧标记的外侧，全层缝合 3～4 针（图 1B）。

从胃腔内确认由浆膜侧刺入的针尖在黏膜面标记的外侧，这个缝合线作为预防黏膜面和浆膜面偏离的固定线。

## 经口内镜下的黏膜下层、肌层的 ICG 局部注射

与进行 ESD 一样，在内镜下对病变部位的正下方的黏膜下层注入混有吲哚菁绿（ICG）的生理盐水。

局部注射 ICG 是为了在浆膜肌层切开时可以辨识出黏膜下层以及作为对早期胃癌进行区域淋巴结清扫的前哨淋巴结导航。

当为胃黏膜下肿瘤时，为预防损伤假包膜，也要向肌层注入 ICG 以确认其与肌层的境界。

## 腹腔镜下的淋巴结清扫

对早期胃癌，在腹腔镜下以局部注射 ICG 的前哨淋巴结导航为参照，对应癌所在的部位进行区域淋巴结清扫。

## 腹腔镜下的浆膜肌层切开

在腹腔镜下，使用单极电刀于浆膜侧留置的缝合线的外侧切开浆膜层及肌层。以局部注

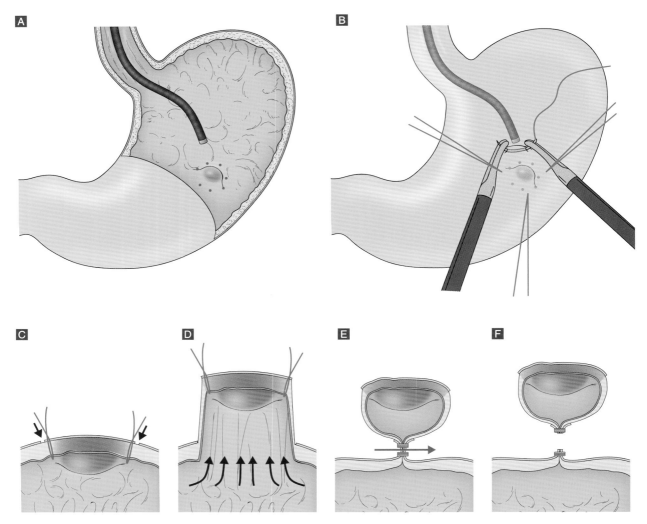

图 1  **CLEAN-NET 操作**

**A**：在经口内镜下确定病变范围，与 ESD 一样，在病变周围进行标记。

**B**：在经口内镜下用活检钳向浆膜侧推压黏膜面的标记，在腹腔镜下对浆膜侧用单极电刀进行标记。用缝合线在浆膜侧标记的外侧全层缝 3～4 针，这个缝合线是预防黏膜面和浆膜面偏离的固定线。

**C**：通过经口内镜在黏膜下层（当为黏膜下肿瘤时也在肌层进行局注）局部注入 ICG 后，在腹腔镜下留置的缝合线外侧进行浆膜、肌层切开（箭头）。以局部注射的 ICG 为指引，切开病变周围。

**D**：在腹腔镜下连同缝线牵拉病灶部，与胃壁相连的残留的黏膜和黏膜下层便发生伸展，病变部被拉至胃壁外。

**E**、**F**：在这个状态下对着残胃侧的浆膜肌层切开线，沿胃轴方向插入自动缝合器，进行胃壁的全周切除，确保最小范围切除胃壁。

射的 ICG 为指引，对病变周围进行切开（图 1C、图 2）。

当为黏膜下肿瘤的时候，以肌层、黏膜下层的 ICG 为指引，不是在肿瘤包膜的边界上，而是在肿瘤表面残留部分肿瘤周围的绿色组织的情况下，进行切开（图 3）。

● **腹腔镜下使用自动缝合器全层切除胃壁**

在切开浆膜及肌层后，与腹腔镜下留置的缝合线一起牵拉病变部位，则残留胃壁的一部分黏膜及黏膜下层将会伸展，将病变部拉出胃壁外（图 1D）。在这个状态下，对应残胃侧浆膜肌层切开的边缘，插入自动缝合器，切除胃壁全层（图 1E、F）。自动缝合器必须要沿胃的

缝线

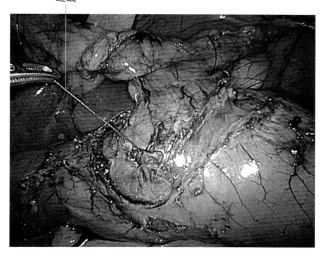

图 2　**早期胃癌的 CLEAN-NET**

对区域淋巴结进行清扫，切开缝线外侧的浆膜及肌层。

缝线

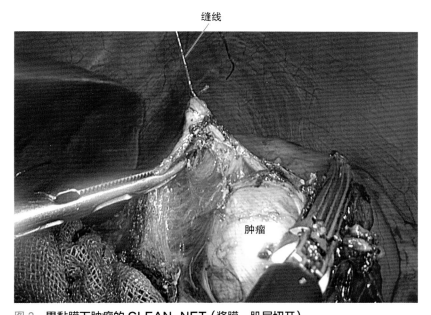

肿瘤

图 3　**胃黏膜下肿瘤的 CLEAN-NET（浆膜、肌层切开）**

以肌层、黏膜下层的绿色 ICG 为指引，不是在肿瘤被膜的边界上，而是在肿瘤表面残留部分肿瘤周围绿色组织的情况下进行切开（切开线：点线）。

短轴方向插入。

　　当为胃黏膜下肿瘤时，并不是用自动闭合器只通过一次完成全层切除，而是沿着肿瘤的形状使用自动缝合器进行数次全层切开，将肿瘤切除。（图 4A、B）

　　当自动缝合器未缝合全层而有部分组织落下时（图 5），需在腹腔镜下使用持针器对这部分追加浆膜肌层缝合。

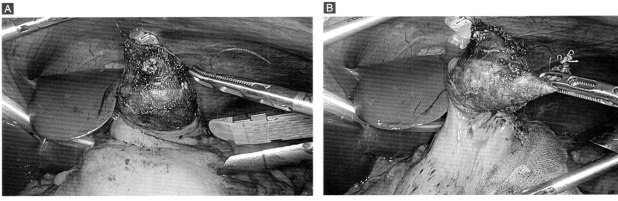

图 4　胃黏膜下肿瘤的 CLEAN-NET（全层切除）

**A**、**B**：当为黏膜下肿瘤时，沿着肿瘤的形状，使用自动缝合器分数次全层切除，切除肿瘤。

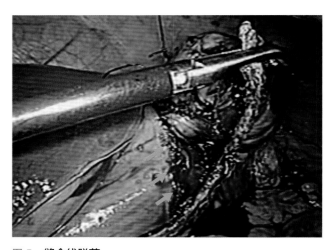

图 5　缝合线脱落

当自动缝合器未能行全层缝合，有部分脱落的时候，在此部位使用
3-0 Vicryl 对浆膜、肌层进行追加缝合。

## 治疗结果

至今分别对 19 例早期胃癌、27 例胃黏膜下肿瘤、1 例十二指肠黏膜下肿瘤进行了
CLEAN-NET。各个肿瘤的位置如图 6A、B 所示。

早期胃癌病例中，对缝合不全的 1 例、胃内容物排空延迟的 1 例分别进行了再次手术。
术后恢复良好。

至今还未发现胃癌及黏膜下肿瘤（主要是 GIST）复发的病例。

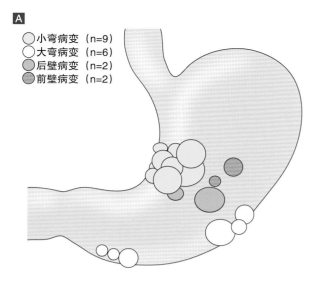

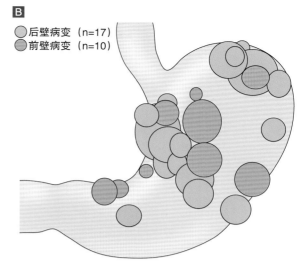

图6 施行 CLEAN-NET 的病例（肿瘤位置）

**A**：胃癌病例（n=19）。平均肿瘤最长径：25.3mm（8.0~55.0mm）。

**B**：胃黏膜下肿瘤病例（n=27）。胃内（管腔内）发育型 + 壁内型。平均肿瘤最长径约 32.2mm（15.0~60.0mm）。

# 结语

  CLEAN-NET 将病变部位周围的浆膜、肌层切开，将相连于胃壁的残留的黏膜层及黏膜下层的一部分作为一个"清洁的网（CLEAN-NET）"，防止胃内腔暴露，在这个网下将包含有胃病变的胃壁全层切除，可最大限度地将术后胃的变形限制在最小限度内。

## 文献

[1] 井上晴洋，小鹰纪子，伊藤寛晃ほか：昭和大学横浜市北部病院での「外科の対応」ESD と腹腔鏡下胃切除術の間を埋める新しい治療法（CLEAN-NET）の開発．臨外 2010；66（8）：1102-1106.

[2] Inoue H，Ikeda H，Hosoya T，et al：Endoscopic mucosal resection，endoscopic submucosal dissection，and beyond：full-layer resection for gastric cancer with nonexposure technique（CLEAN-NET）. Surg Oncol Clin N Am 2012；21：129-140.

[3] 比 企 N，Yamamoto Y，Fukunaga T，et al：Laparoscopic and endoscopic cooperative surgery for gastrointestinal stromal tumor dissection. Surg Endosc 2008；22：1729-1735.

[4] Abe N，Mori T，Takeuchi H，et al：Successful treatment of early stage gastric cancer by laparoscopy-assisted endoscopic full-thickness resection with lymphadenectomy. Gastrointest Endosc 2008；68：1220-1224.

[5] 日本胃癌学会（編）：胃癌治療ガイドライン第 4 版．2014 年 5 月改訂，金原出版，東京，2014.

[6] 日本癌治療学会，日本胃癌学会，GIST 研究会（編）：GIST 診療ガイドライン第 3 版．2014 年 4 月改訂，金原出版，東京，2014.

# 封闭的 LECS （closed LECS）

**西崎正彦[1]，冈田裕之[2]，藤原俊义[1]**

[1] 冈山大学大学院医齿药学综合研究科消化器外科学，[2] 冈山大学大学院医齿药学综合研究科消化器肝脏内科学

对胃黏膜下肿瘤使用的 LECS（laparoscopic and endoscopic cooperative surgery）是一种能够最小限度地行胃部分切除并且使胃的变形最小化，使患者获得良好的生活质量的有用的方法。但在切除的过程中，胃内腔与腹腔相交通，肿瘤暴露于腹腔中，故其禁忌证是存在溃疡的间质瘤及早期胃癌。此外，虽然还没有 LECS 术后腹腔内播种的报道，但因为即使是小的间质瘤，其中也存在细胞分裂较多、恶性程度高的情况，所以确立能够不开放胃壁或不使胃内容物播散的方法是当务之急。现在已经有反向 LECS，非穿孔式内镜下胃壁内翻切除术（non-exposed endoscopic wall-inversion surgery，NEWS）、CLEAN-NET 等几种方法，笔者也改良了经典 LECS 方法，设计了封闭的双镜联合手术（closed LECS），现就其临床应用进行介绍。

## 概述

原本的设想是在施行 LECS 中，通过 ESD（endoscopic submucosal dissection）进行周边切除后，在腹腔镜下将肿瘤向胃腔内推入，考虑是否能够通过圈套器切除。并且，如果与非穿孔式内镜下胃壁内翻切除术一样，在完成肿瘤切除之前把胃壁缝合的话，便可在肿瘤不暴露及胃内容物不流至腹腔内的前提下切除肿瘤。本术式最早在猪的动物模型上完成后，2012 年 7 月开始应用于临床。

## 适应证

为了经食道将标本取出，本术式适用于直径不到 3cm 的胃黏膜下肿瘤。对于早期胃癌，目前仍然有必要进行临床研究，第 1 例封闭的 LECS 是一个胃体上部后壁的 SM 深部浸润癌，患者因为高龄拒绝标准的胃切除术。

## 体位及穿刺孔设置

体位与通常的 LECS 一样。因肿瘤所在的位置不同，手术的难易度也不同，故穿刺孔的选择可参照 5 个孔的腹腔镜辅助下的胃切除术（laparoscopy-assisted gastrectomy，LAG）。

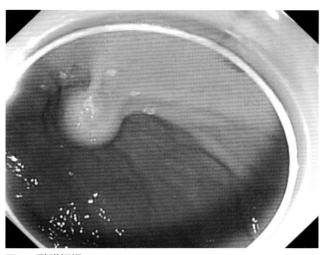

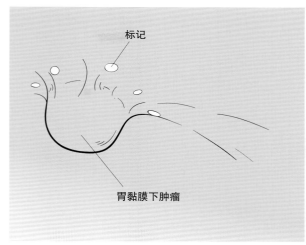

图 1　黏膜标记

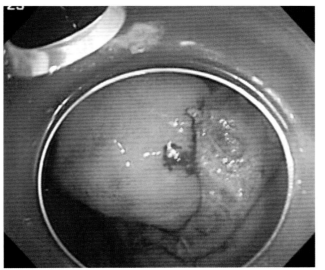

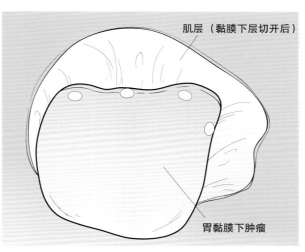

图 2　黏膜下层切开

## 手术操作

　　根据是否使用内镜下圈套器分为两种：①圈套器法；②非圈套器法。通过腹腔镜观察后，在内镜下确认肿瘤的正确位置及性质以决定穿刺孔的设置。

### 1. 黏膜标记——黏膜下层切开

　　与通常的 LECS 一样，在距肿瘤数毫米外缘的正常黏膜上于内镜下用电刀进行标记（图 1），在其外侧通过 ESD 技术于肿瘤全周做出黏膜下层切开线（图 2）。此时，充分剥离黏膜下层及肌层之间的疏松结缔组织以显露肌层，便于其后更容易地使用圈套器圈套及使用 ESD 设备切开浆膜肌层。

### 2. 浆膜标记

　　内镜下用活检钳从胃腔向腹腔浆膜侧推压露出的肌层（图 3），在对侧的胃浆膜面使用电刀或电凝钳的前端标记。因为肌层及浆膜层不会发生偏离，所以可以基本准确地在肿瘤全周的浆膜层留下标记线（图 4）。

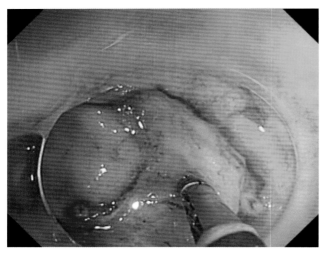
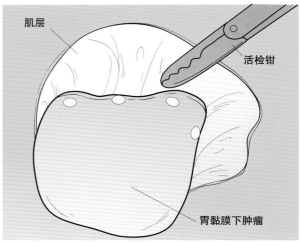

图3　浆膜标记①

内镜下用活检钳于胃内腔向腹腔侧推压显露的肌层切开线。

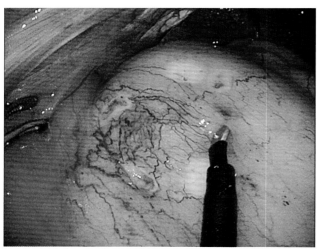
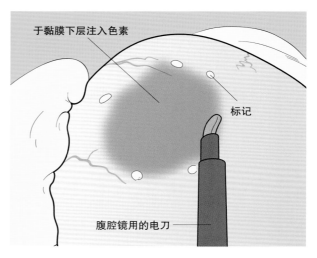

图4　浆膜标记②

### 3. 圈套器法

圈套器法是在浆膜面标记的中央，即在腹腔镜下使用把持钳推压肿瘤中心的对侧至胃腔内，直到浆膜面的标记消失（图5）。确认内镜下用圈套器牢牢地套住胃腔内的肌层后，松开腹腔镜把持钳。如果太靠近肿瘤侧的话，就有可能无法套住浆膜，所以要尽可能地离开肿瘤后进行圈套（图6）。为了使对侧浆膜面的凹陷完全消失，要使用3-0可吸收倒刺线（V-Loc™，covidien公司）在使胃变形较少的方向进行连续缝合。为了不让针刺入胃腔内并且充分地缝合至浆膜肌层，一边感觉其厚度，一边小心地运针，这是很重要的（图7）。在结束缝合浆肌层之后，用圈套器将圈套住的浆膜肌层烧灼切开，将肿瘤切除（图8）。

### 4. 非圈套器法

非圈套器法是将浆肌层包埋，向着胃腔将浆膜肌层内翻，使用ESD的设备切开浆肌层的一种方法。因难度较高而在一开始不放置垫片，现在与非穿孔式内镜下胃壁内翻切除术一样，使用腔镜下用的海绵（secura，Hogy Medical公司）作为垫片。首先，将垫片置于浆膜标记点

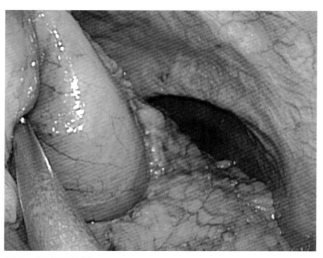

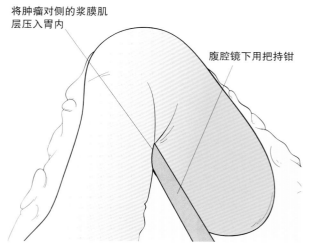

将肿瘤对侧的浆膜肌层压入胃内

腹腔镜下用把持钳

图 5　圈套器法①

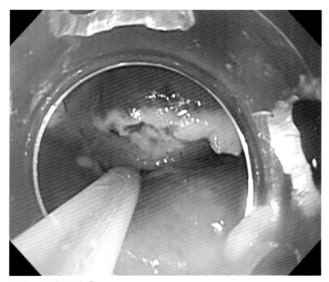

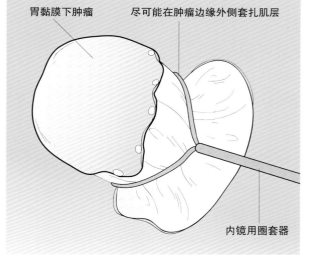

胃黏膜下肿瘤

尽可能在肿瘤边缘外侧套扎肌层

内镜用圈套器

图 6　圈套器法②

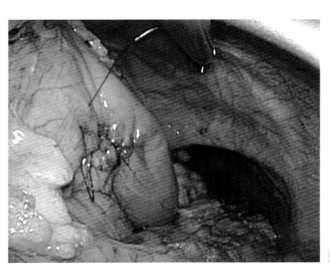

3-0 可吸收倒刺线

腹腔镜下用持针器

缝合线

图 7　浆肌层缝合

LECS相关技术

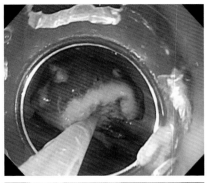

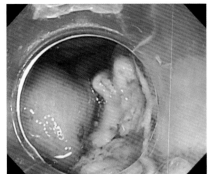

切除的胃黏膜下肿瘤

内镜下用圈套器

内翻的浆肌层

图 8　肿瘤切除

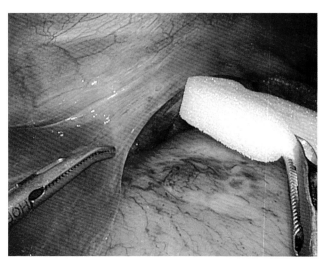

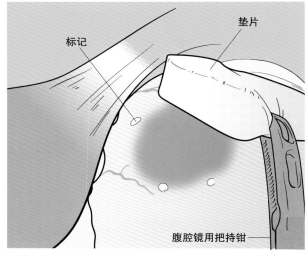

标记

垫片

腹腔镜用把持钳

图 9　非圈套器法①

的中央（图 9），一边注意缝合时不要缝到垫片，一边缝合中心附近的浆肌层，使垫片不能移动（图 10）。从头侧向尾侧使用 3-0 可吸收倒刺线进行连续缝合，使得浆膜上的标记及垫片都完全消失（与图 7 相同）。在胃腔内可以观察到肌层被拉伸，其根部也因为垫片的包埋而隆起（图 11）。拉伸的肌层可以比较容易地使用 ESD 的设备进行横向切开。如果充分切开肌层后，便暴露出包埋的垫片，也能确认内翻的浆膜（图 12）。尽量不拔除垫片，将浆肌层全周切开，切除肿瘤（图 13）。

## 5. 取出肿瘤

使用内镜回收网经口取出。在确认切离面没有出血之后，内镜下用钛夹缝合闭锁黏膜

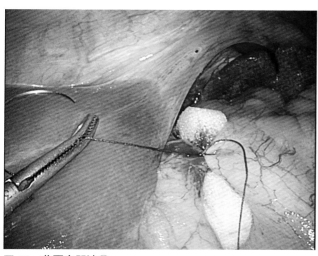

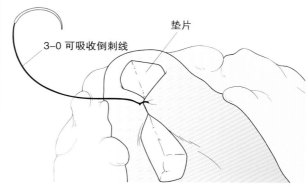

图 10　非圈套器法②

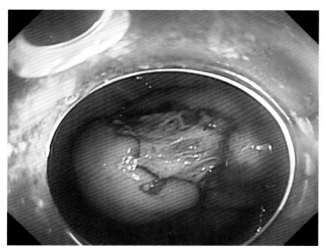

图 11　胃内腔的隆起

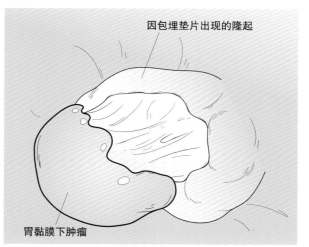

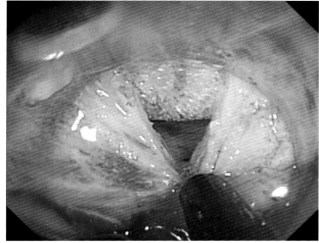

图 12　切开被牵拉的肌层

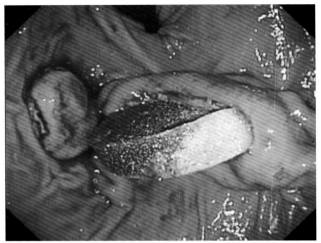
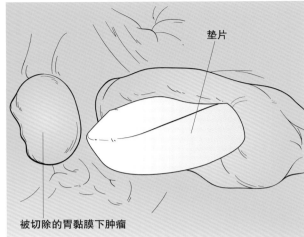

垫片

被切除的胃黏膜下肿瘤

图 13　切除肿瘤

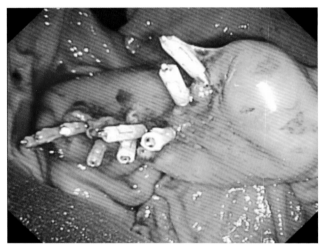
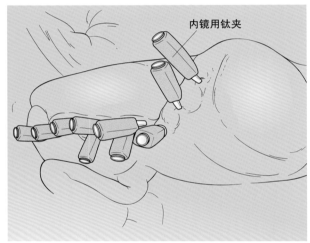

内镜用钛夹

图 14　内镜下用钛夹进行黏膜的缝合闭锁

（图14）。在内镜下充气，确认胃是否有较大的变形及狭窄，在腹腔镜下确认是否存在"漏"。虽然使用 3-0 可吸收倒刺线连续单层缝合浆膜肌层，但必要时需要加强缝合。一般不留置引流管。

## 结语

　　封闭的 LECS 是经典 LECS 技术的改良方法，所以在开展 LECS 的中心可以比较容易地开展。特别是直径 2cm 左右的胃黏膜下肿瘤是其良好的适应证。希望将来能与 NEWS 一样，将其确立为对施行 ESD 困难的病例及 ESD 适应证以外的早期胃癌进行胃部分切除术的一种术式。

## 文献

[1] 比 企 N，Yamamoto Y，Fukunaga T，et al：Laparoscopic and endoscopic cooperative surgery for gastrointestinal stromal tumor dissection. Surg Endosc 2008；22（7）：1729-1735.

[2] 比 企 N：Feasible technique for laparoscopic wedge resection for gastric submucosal tumor-laparoscopy endoscopy cooperative surgery（LECS）. Jpn J Cancer Chemother 2011；38（5）：728-732.

[3] Nunobe S，比企 N，Gotoda T，et al：Successful application of laparoscopic and endoscopic cooperative surgery(LECS) for a lateral-spreading mucosal gastric cancer. Gastric Cancer 2012；15（3）：338-342.

[4] Goto O，Mitsui T，Fujishiro M，et al：New method of endoscopic full-thickness resection：a pilot study of non-exposed endoscopic wall-inversion surgery in an ex vivo porcine model. Gastric Cancer 2011；14（2）：183-187.

[5] Mitsui T，Niimi K，Yamashita H，et al：Non-exposed endoscopic wall-inversion surgery as a novel partial gastrectomy technique. Gastric Cancer 2014；17（3）：594-599.

[6] Inoue H，Ikeda H，Hosoya T，et al：Endoscopic mucosal resection，endoscopic submucosal dissection，and beyond：full-layer resection for gastric cancer with nonexposure technique（CLEAN-NET）. Surg Oncol Clin N Am 2012；21（1）：129-140.

LECS相关技术

# 反向 LECS
# (inverted LECS)

**布部创也**

癌研有明医院消化中心外科

## 概述

  在笔者医院，针对伴有黏膜病变的黏膜下肿瘤和因病变部位、大小、存在溃疡瘢痕等难以行内镜治疗的胃癌，开发了反向双镜联合手术（简称反向 LECS）。虽然这是开放性的技术，但不论肿瘤的部位及大小如何均可适用。本章对反向 LECS 的要点进行详细介绍。

## 术前评估

### 适应证

  根据指南，2~5cm 的胃黏膜下肿瘤适合于腹腔镜下行胃部分切除术。其中，具有胃内发育型肿瘤或单纯行楔形切除较困难的部位的病变是反向 LECS 的适应证。

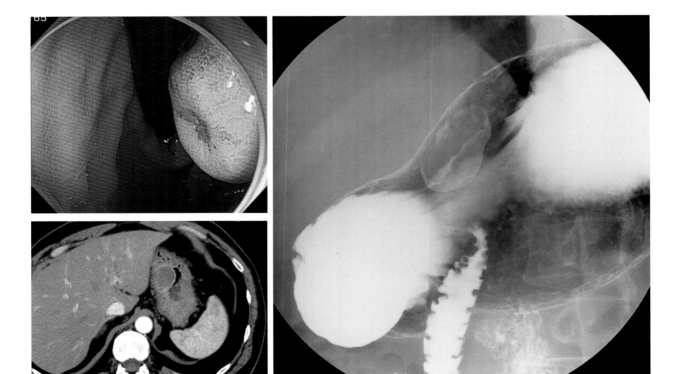

**图 1　胃黏膜下肿瘤**

顶部伴有溃疡的胃黏膜下肿瘤，通过反向 LECS 进行了切除。

初始阶段，虽然无溃疡等黏膜病变的黏膜下肿瘤是 LECS 的适应证，但通过本方法的实施，可以在开腹手术下防止胃内容物流出污染腹腔、防止病变接触腹腔内脏，使得伴有黏膜病变的各种疾病也适合行 LECS（图 1）。随着适合内镜治疗病例的增加，技术上已经很少存在因为病变的位置或伴有显著的溃疡而难以切除的病例。像这样的病变，是不伴有淋巴结清扫局部治疗的适应证，也是本方法良好的适应证（图 2、图 3）。

## 术前确认

不仅需要确认病变的位置，也需要确认内镜医生实际操作性的可行性。即使是由外科负责的患者，在术前也要与内镜医生充分协商后制订诊疗计划，这极其重要。

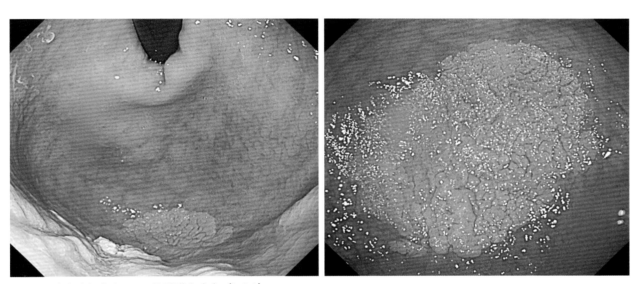

**图 2　胃底穹隆部大弯 6cm 的黏膜内病变（tub1）**

在内镜下治疗耗费时间，出血、穿孔的风险也高。

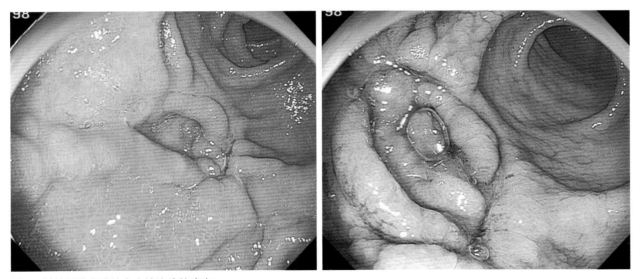

**图 3　其他医院中途放弃内镜治疗的病变**

瘢痕化较强，较难再次行内镜下治疗。

# 手术操作

大部分操作与经典 LECS 没有区别，在切除前将病灶吊向腹壁侧是本方法最大的特征。

## 穿刺器设置

使用开放法在脐部纵向切开，插入附有球囊的气腹用穿刺器后建立气腹（10mmHg）。分别于左右以倒梯形插入钳子用的穿刺器，合计 5 个穿刺孔。通常术者使用右手在右下的穿刺器插入自动缝合器和超声刀，故此处为 12mm，其他部位使用 5mm。根据缝合线的方向，有时在其他穿刺孔处插入自动缝合器更容易进行缝合，这时适合将这个穿刺孔更换成 12mm 的。

确保视野对贲门部的操作是非常重要的。在将肝圆韧带向腹壁侧吊起的同时，要在腹腔内使用牵引器以确保视野（图 4）。

## 胃周围血管的处理

在良好的视野下切离肿瘤部位的血管，不过度处理血管十分重要。对于大弯或小弯部位的病灶应该没有争议，但对于存在于前壁或后壁的病灶，如果同时过多地处理小弯侧及大弯侧的血管，有可能出现因供血不足而有要行分节切除的风险。因此应谨慎处理血管，根据需要，一点儿一点儿地追加处理更为合适。

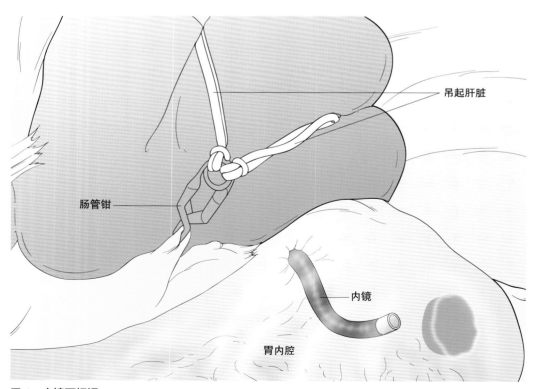

图 4　内镜下标记

使用腹腔内用固定器推压肝脏，先用 ESD 技术在病变周围进行全周性切开。

对于经常遇到的胃体上部至贲门部后壁的病变，切开大网膜，进行胃大网膜左动静脉、胃短静脉的切断，剥离胃后壁和横膈膜脚之间的无浆膜部分可以确保良好的视野。

### 内镜下的操作

以前，在插入内镜前需使用肠钳，以预防因内镜送气引起的肠管扩张。现在因逐渐使用 $CO_2$ 送气，即使不使用肠钳，也不会引起肠管扩张而妨碍操作。

首先，在内镜下确认肿瘤的部位及向壁内外生长的方式，再一次确认是否适合行 LECS。之后，在内镜下使用针状刀标记肿瘤的切离线（图4）。在距肿瘤 2～3cm 之外设定切离线。沿着标记使用 IT 刀进行全周性的黏膜下层切离。当病变位于胃体大弯侧时，因其血流丰富，如果行通常的 ESD，会出现较大的出血。在 LECS 中，由于已经于腹腔镜下处理周围血管，故出血较少。当出血增加无法保证视野时，可在腹腔镜下凝固周围的血管、改变胃的朝向以辅助内镜下的止血操作。

### 在腹腔镜下悬吊胃壁并切除病变

在腹腔镜下可以观察到内镜下标出的黏膜下层切开区域。当判别较困难时，可请内镜医生使用钳子在胃腔内推压，便可清楚地判别。为了将切除范围全部吊起，从腹壁外使用 endo close® 将胃壁吊起（图5），目的是防止胃内容物流出及病变落入腹腔内，预防病变与周围脏器接触。这正是反向 LECS 名称的由来。即使是胃后壁的病变，也可以用本法，在妥善地吊起胃壁以保证相关区域获得良好的视野后，便可进行切离操作。

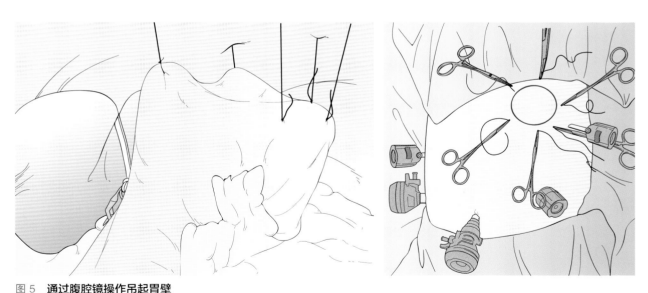

图 5　**通过腹腔镜操作吊起胃壁**
将切除范围全部吊起至胃壁上。

之后，在内镜下所做的人工穿孔处开始使用超声刀将其扩大。在内镜及腹腔镜双镜确认下，通过内镜沿着黏膜切开线进行黏膜切开。当病变为胃黏膜下肿瘤时，病变会因其自身的重力作用自然地向胃腔内翻转（图6）。当为早期胃癌时，可在病变的切除端缝上牵引线，在内镜侧经口进行牵拉（图7）。这里的一个重要事项是决不能使用钳子类的器具握持病变。一边开放胃壁，一边进行操作。在使用钳子进行牵引时应通过钳夹夹持正常的组织或者通过缝线进行。当病变为胃癌时，在完成切除后，经口将其回收。通常，对于3cm以上的胃黏膜下肿瘤是不可经口取出的，万一病变掉入腹腔内，应使用回收袋慎重地进行回收取出（图8）。

## ● 关闭胃壁切口

胃壁切口的关闭需要进行精确设计。为了预防术后狭窄，一般尽可能沿短轴方向进行缝合。沿着这条线缝3~4针进行临时关闭。牵拉缝线使闭锁线变直后使用自动缝合器（图9）。习惯腔镜下缝合的术者也可在腔镜下进行缝合。

对于闭锁线大部分位于小弯线的病例，考虑术后存在胃内容物排空延迟的可能，希望可以从长轴方向进行缝合。当缝合线靠近贲门时，内腔的狭窄是最应担心的，所以要密切注意。在插入内镜的情况下，如果使用自动缝合器，有时可能导致食道和胃壁的裂伤。因此，需稍稍花点儿时间，将内镜退入食道后使用自动缝合器。在切断之前，将内镜插入胃腔观察是否存在内腔狭窄。在插入胃镜时，如果有少许卡持的感觉，一般也不会存在什么问题。重复这些操作后，完成胃壁的关闭。

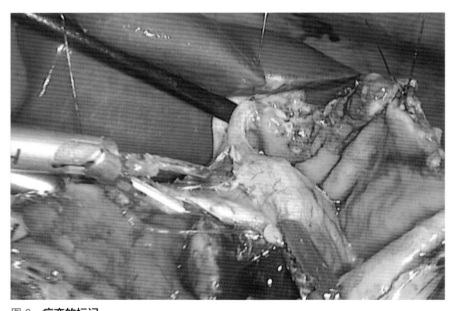

图6　**病变的标记**
沿着全周切开的标记切除病变。使用本方法，病变会落入胃腔内。

II

LECS相关技术

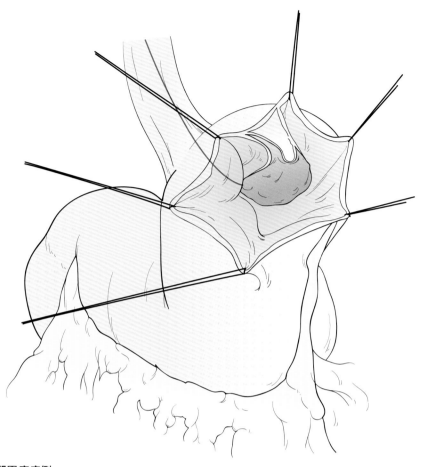

**图 7　早期胃癌病例**

用缝合线缝合病变，经口牵引，可将病变牵引至胃腔内。

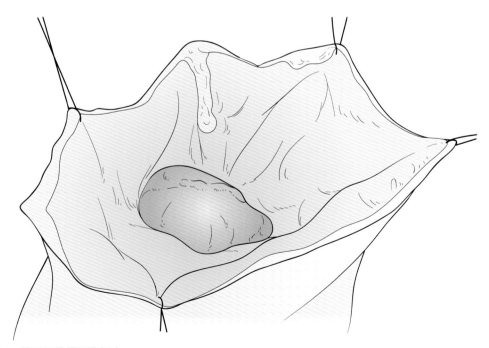

**图 8　使用回收袋回收标本**

超过 3cm 的变病不能经口回收，一旦病变落入腹腔后，要慎重地使用回收袋回收。

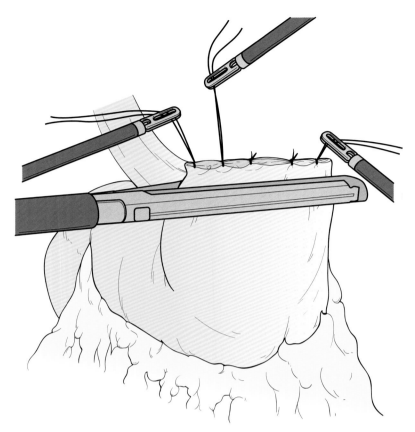

图 9　开放部的闭锁

通常使用自动缝合器进行缝合。

### ● 确认止血，关腹

在腹腔镜下明确止血的同时，也在内镜下明确是否有出血、变形、狭窄。此外，内镜下的送气也兼具有漏气实验的作用。通常不留置引流管。对于切除范围较大的病例，有些也可留置 1~2 天的引流管以便观察。

## 反向 LECS 的优缺点

在笔者医院，对于具有凹陷（delle）的胃黏膜下肿瘤也使用本术式。对具有黏膜病变的肿瘤行 LECS 时，防止肿瘤暴露及与腹腔内脏的接触是最重要的。而在反向 LECS 下，以内凹状将胃壁吊起，使得切除组织向胃内腔内翻转，这样可以预防以上情况。此外，在以前的 lesion-lifting 法等局部切除的方法下，难以确保边缘。而在 LECS 中，通过内镜设定合适的切除线，可不多不少地切除胃壁。本方法可不考虑肿瘤的大小及位置，具有广泛适用性，为传统 LECS 的亚型，较容易开展，这些是其较大的优势。

对于具有黏膜病变的肿瘤，需要开放胃壁，这是一个问题点。截至目前为止的病例中，还没有发生过播种再发的病例。此外，在 ESD 中发生穿孔的相关病例中，也没有发生播种的报道。另一方面，也有报道称，在胃癌的病例中，在胃内容物的洗净液里发现存在胃癌细胞。考虑到本方法与开腹下行胃部分切除的技术基本一样，在腹腔镜下进行一般的腔内吻合，所以至少如前所述，一边注意预防，一边进行操作是比较妥当的。

## 结语

现已介绍了笔者医院对胃肿瘤进行的反向 LECS 的手术操作。本术式为通常的 LECS 的亚型，适用范围广，也容易开展。着眼于今后的老龄化社会，对于胃癌行局部切除的需求将会逐渐增多，为了不断完善，今后仍要积累更多的病例。

## 文献

[1] Nunobe S，比企 N，Gotoda T，et al：Successful application of laparoscopic and endoscopic cooperative surgery(LECS) for a lateral spreading mucosal gastric cancer：a case report. Gastric Cancer 2012 15（3）：338–342.

[2] Ikehara H，Gotoda T，Ono H，et al：Gastric perforation during endoscopic resection for gastric carcinoma and the risk of peritoneal dissemination. Br J Surg. 2007；94：992–995.

[3] Han TS，Kong SH，Lee HJ，et al：Dissemination of free cancer cells from the gastric lumen and from perigastric lymphovascular pedicles during radical gastric cancer. Ann Surg Oncol 2011；18：2818–2825.

# 胃黏膜下肿瘤的内镜全层切除术（EFTR）

**阿部展次，竹内弘久，桥本佳和，大木亚津子，长尾　玄，正木忠彦，森　俊幸，杉山政则**

杏林大学医学部消化普通外科

 **要** **点**

- 本章对胃黏膜下肿瘤的内镜胃全层切除术（endoscopic full-thickness resection，EFTR）进行介绍。
- EFTR 的最佳适应证是直径不超过 3cm 的、来源于肌层的、管腔外成分较少的管腔内发育型黏膜下肿瘤。位于浆膜面有胃周围系膜覆盖的小弯侧及大弯侧的肿瘤是本术式的适应证。
- 通过 EFTR 可以最小限度地行胃部分切除术，因为不切离胃壁外的神经，也可避免胃功能障碍。如果顺利完成本术式的话，则不必追加腹腔镜下的手术，达到终极的微创治疗。
- 另一方面，也要强调本术式存在内镜下闭合胃壁缺损部位较困难等需要克服的一些问题。

内镜下胃全层切除术是适用于胃黏膜下肿瘤的胃全层切除术（EFTR），现就其适应证、实际的操作技术、局限性进行介绍。EFTR 最大的意义在于只在胃腔内就可以最小限度地行胃全层切除术。没有必要行胃壁外的操作，不会因切除位于胃壁的神经分支而引起功能障碍。如果完成本术式的话，则不必追加腹腔镜下的手术，可达到终极的微创治疗。

## 适应证

来自于固有肌层或者比其更浅层次的、从固有肌层向浆膜层进展的管腔内发育型黏膜下肿瘤是 EFTR 的适应证。即使是管腔内发育型的病变，如果存在较多的向管腔外发育的成分，则不适用。此外，无淋巴结转移的肿瘤是其适应证。

因为 EFTR 下肿瘤是经口回收取出的，所以肿瘤直径的界限在 3cm 左右；如果要回收取出 3cm 以上较硬的肿瘤，则可能会引起贲门、食道及咽的黏膜撕裂，所以最好不要勉强。

关于肿瘤所在的部位，如果可行内镜下黏膜下层剥离术（endoscopic submucosal dissection，ESD）操作的部位，则具有挑战本术式的价值。但位于胃前后壁的病变的浆膜面不附有胃周围系膜，使用本法会因大的穿孔使气体流向腹腔内，导致内镜下视野不良。相反，在浆膜面附有胃周围系膜的小弯侧及大弯侧，即使是大的穿孔，气体也不会泄漏（或者只有轻微的漏气），继续进行处理的可能性较高。因此，位于浆膜侧附有胃周围系膜的小弯侧及大弯侧的病变可以说是 EFTR 的良好适应证，除此之外的病变，仅在内镜下进行操作是极其困难的，所以要事先准备可以迅速地转成腹腔镜内镜联合手术等外科手术室进行操作，也可最初直接选择双镜联合手术。

对于上皮来源的肿瘤或者黏膜面有糜烂或溃疡的黏膜下肿瘤，肿瘤细胞可能会向腹腔内播种，所以也不适合采用本方法，所以在肿瘤学上不属于适应证。

# 术前评估

应进行胃透视检查、内镜检查、CT 检查，充分把握肿瘤所在的部位。在内镜检查中，于肿瘤周围进行模拟操作看内镜下切除的可行性。通过超声内镜充分评估病变在肌层以深的进展程度（图 1）。

# 术者资质

原则上，要由擅长行 ESD 的医生进行。为了不切到肿瘤及包膜，希望术者能在明确合适边界的同时，具有精确剥离、切断肌层的技术。

即使可以全层切除及并行标本回收，但有时无法通过内镜的夹子关闭胃壁的缺损部，这时必须要进行外科的缝合关闭，所以在内镜医生操作的同时，必须准备好外科医生能及时介入。

# 手术操作

1. 在手术室里行全身麻醉，在麻醉医生的管理下进行。最好行经鼻气管内插管，避免妨碍内镜下的操作。充气原则上要使用 $CO_2$。在内镜插入胃腔后，使用生理盐水充分洗净胃腔。对内镜及治疗器械没有必要进行特别的灭菌处理。要时刻准备好可以在任何时候附加腹腔镜下的手术。

2. 为了最小限度地切除黏膜面，在肿瘤隆起的部位进行全周性标记（图 2A）。接着，在标记正下方全周性地局部注射肾上腺素加生理盐水。局部注射的量较 ESD 时稍少一些。之后，以

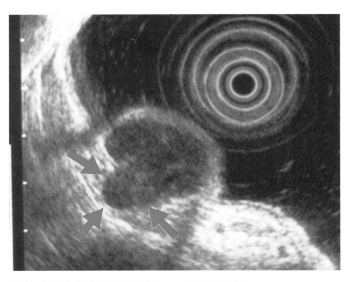

图 1　**胃体上部大弯侧直径 25mm 的胃间质瘤**

超声内镜图像。肿瘤向浆膜面突出生长（箭头）。在实际的 EFTR 中，此区域不得不从肌层至浆膜层进行切开。

ESD 技术为基础，在标记线或者其稍稍内侧的黏膜下层水平进行全周性切开（图 2B）。剥离黏膜下层、肌层以便潜入病变下方（图 2C ~ F）。

3. 为了不切到肿瘤及包膜，要向着浆膜侧剥离肌层。在这个阶段，要精准认清肿瘤与切离线之间的空白部分，对邻近的操作要十分小心（图 2E、F）。

4. 在潜入肿瘤下方的状态下把握视野，使用针刀切开肌层及浆膜并穿孔（图 2G）。在这个缝隙中插入能量工具进行切离以完成最小的人工穿孔（图 2H）。如果前端装有透明帽时，即使因漏气导致视野不良，也多能继续进行切离。但气漏至腹腔导致腹腔高度膨胀时，需毫不犹豫地使用静脉留置针经皮进行放气。穿孔后密切持续地观察患者的腹部情况是很重要的。

5. 由穿孔引发的出血会明显地引起视野不清，可一边提高能量工具的供给电压，一边进行切离。当看到较粗的血管时，可将其凝固后进行切离。

6. 为了保证良好的视野，将切除部分（病变部）向口侧牵引。将外置于内镜的鳄口钳伸入胃内（图 2I），钳持肿瘤正上方的黏膜后，解除外置于内镜的鳄口钳，将病变部向口侧牵引（图 2I、J），通过这个操作，可使肿瘤的浆膜面向胃内翻转（图 2J、K），便可一边确认浆膜面，一边进行切离（图 2K、L）。

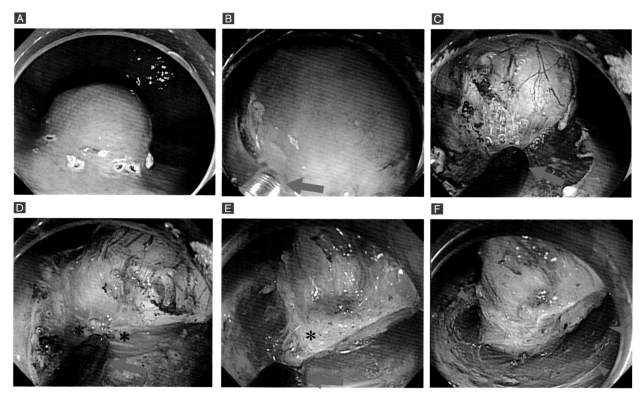

图 2　EFTR 操作（图 1 所示的病例）

**A**：在肿瘤隆起的部位进行全周性标记。内镜前端必须装有附件。

**B**：在标记处全周性局部注射肾上腺素加生理盐水后，以 ESD 技术为基础，在标记线或者其稍稍内侧的黏膜下层水平进行全周性切开。如果全周性切开的部位距离肿瘤边缘为最小限度，全层缺损的黏膜缺损也最小，之后使用钛夹闭锁会更容易（箭头：needle knife）。

**C**：潜入肿瘤下方，剥离黏膜下层（箭头：IT 刀）。

**D**：要意识到肿瘤向浆膜面突出，向着这个部位剥离黏膜下层和肌层（＊）。这时较薄地剥离肌层是其要点（箭头：IT 刀）。

**E**：为了不切到肿瘤，在肿瘤侧覆盖一层肌层（＊）进行剥离（箭头：IT 刀）。

**F**：留下肿瘤向浆膜面突出的一部分，结束肌层剥离。在箭头的区域可看出肌层被切离，附着在肿瘤侧。从这个区域可以透见浆膜侧的脂肪组织。如果不能确认这个脂肪组织有较大的可动性，那即便穿孔了也不会出现胃腔的萎陷。

7. 使用回收息肉用的回收网经口回收取出标本（图 2M）。

8. 使用夹子闭锁小的胃壁缺损部较为容易。根据侧方至中央的理论（side-to-center theory），如果能够使用夹子闭锁肌层的话就足够了。但是，使用夹子闭锁大的圆形的胃壁全层缺损（图 2K、L）是极困难的。这时如同前面 5 中所述，送入外置于胃镜的鳄口钳钳持最口侧的胃壁缺损部，向口侧进行牵引，使得胃壁缺损部变为直线（图 3A、B）。这样便容易使用夹子闭合（图 3B、C）。也可在切除过程中用力地将病变部向口侧牵拉使胃壁缺损部变成直线，

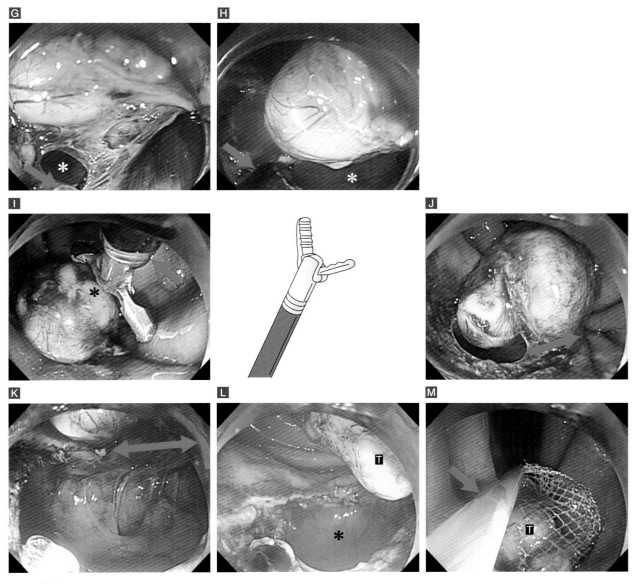

图 2 （续）

G：维持潜入肿瘤下方的状态，使用针刀穿孔（*）（箭头：针刀）。

H：在穿孔的缝隙中插入 IT 刀（箭头），在不切到突出浆膜面肿瘤部分的情况下进行切离。从较大的穿孔部可以看到浆膜外的胃周围间膜（*）。

I：为了保证良好视野，将切除部位向口侧牵引。将外置于内镜的鳄口钳伸入胃内，鳄口钳钳持的组织为肿瘤正上方的黏膜（*）。

J：钳持肿瘤正上方的黏膜后，将鳄口钳向口侧牵引，可使肿瘤向浆膜面凸起的部分向胃内翻转。之后在胃内一边确认浆膜和肿瘤，一边切开（箭头方向）。

K：在切开的同时，将鳄口钳进一步向口侧牵引，便可以认出应该切除的浆膜线（双箭头）。

L：完成切除时，全层缺损部变成较大的圆形（*）。T：肿瘤。

M：最好使用回收网（箭头）回收标本。T：肿瘤。

使用夹子闭锁肌层（图 4A、B）。在回收取出标本后，使用夹子牢固、充分地闭锁肌层（图 4C）。

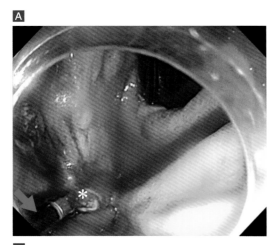

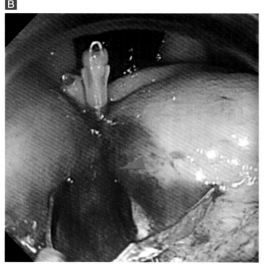

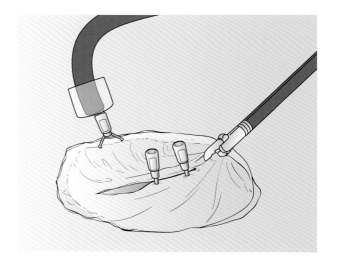

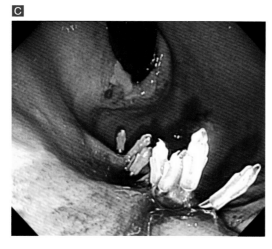

图 3　用夹子进行关闭（切除后。图 1、图 2 所示的病例）

**A**：将外置于内镜的鳄口钳（箭头）伸入胃内，把持全层缺损部的最口侧（＊）。

**B**：将鳄口钳向口侧牵引，全层缺损部可以变成直线（箭头区域）。

**C**：用钛夹完全闭锁后的内镜图像。用夹子按口侧、肛侧、中央的顺序从一端开始 [ 侧方至中央的理论（side–to–center theory）]。

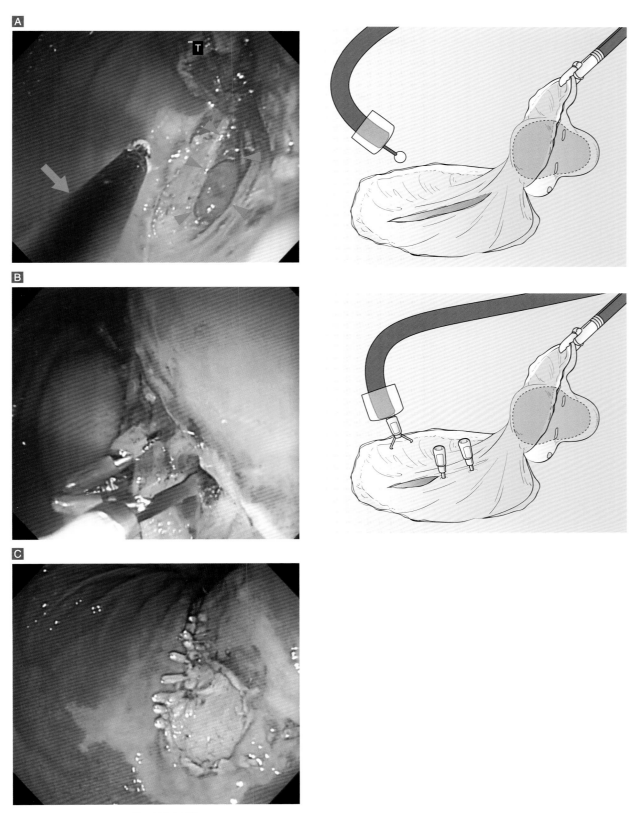

图 4　**用夹子进行关闭（切除结束前）**

**A**：在切除用鳄口钳将病变（T）较用力地向口侧牵引，使得胃壁缺损部变为直线（三角箭头区域）。箭头：IT 刀。

**B**：将肿瘤取出前，用夹子关闭变成直线的胃壁缺损部。

**C**：标本取出后，用夹子牢固、充分地闭锁肌层。

## 问题及局限

EFTR 技术上的问题只在于穿孔后所产生漏气的程度。严重的漏气会引起内镜视野不良，腹腔内压上升，吸除的话可能会引起血流动力学变化。如前所述，在没有胃周围系膜所附着的前壁、后壁病变中发生这种情况的可能性较高（图 5A）。当视野变得极其不良、患者的状态不允许的时候，就到了 EFTR 的界限，应迅速地转为腹腔镜下的手术。此外，对于较大的胃壁缺损，在视野不良的情况下无法闭锁。不能胡乱地拘泥于只在内镜下操作，迅速地行腹腔镜下的闭锁更加安全（图 5B、C）。

## 治疗结果

从 2007 年 1 月开始至 2014 年 10 月，行内镜切除或腹腔镜手术的胃黏膜下肿瘤有 45 例。其中，行 ESD 的 12 例，腹腔镜内镜联合手术的 12 例，使用自动缝合器的腹腔镜下部分切除术的 12 例，行 EFTR 的 9 例（20%）。

行 EFTR 的管腔内突出型胃黏膜下肿瘤的 9 例都是胃间质瘤，其平均肿瘤直径为 25mm（16~35mm）。平均手术时间为 151min，平均出血量为 40mL。虽然全部病例均全层切除并经口回收取出标本，但其中 3 例（37%）无法使用钛夹行内镜下关闭，而行腹腔镜下缝合关闭。这 3 例都是位于前壁或后壁的病变，在胃壁缺损处没有附着胃周围系膜，胃内气体漏至腹腔，在不良视野下难以进行关闭操作。另一方面，可行钛夹夹闭的病例，因为在胃壁缺损部覆盖有胃周围系膜，不会漏气或只有轻微的漏气，可在稳定的视野下进行操作。每个病例都没有出现术后并发症，术后平均的住院时间为 8 天。

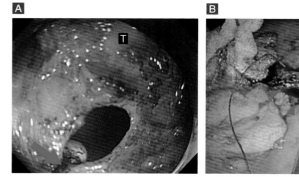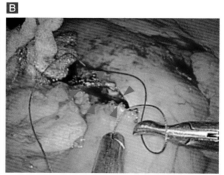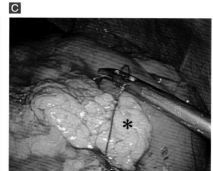

**图 5　内镜下用钛夹关闭困难的病例（切除结束后，要在腹腔镜下缝合闭锁的病例）**

**A**：内镜图像。切除部位位于前壁，如果不存在胃周围系膜的话，就可能出现因漏气而无法确保内镜视野的情况。T：肿瘤。

**B**：腹腔镜图像。在结束内镜下的切除后，在腹腔镜下单纯缝合关闭胃壁缺损部（箭头区域）。

**C**：腹腔镜图像。借助胃周围系膜的脂肪组织（＊）进行被覆、固定以加强缝合闭锁部也是可行的。

# 结语

　　本文已就 EFTR 的适应证、实际操作、存在问题进行概述。如果能顺利完成 EFTR，便可完成终极的微创治疗。需要强调的是，该技术并不是成熟安全的技术，存在现有的方法及各种设备下较难关闭胃壁缺损的情况，如果由内科医生进行操作的话，必须取得外科医生的合作，同时本方法也是应该以安全性为前提才能开展的切除法。

## 文献

[1] 比 企 N，Yamamoto Y，Fukunaga T，et al：Laparoscopic and endoscopic cooperative surgery for gastrointestinal stromal tumor dissection. Surg Endosc 2008；22：1729-1735.

[2] Tsujimoto H，Yaguchi Y，Kumano I，et al：Successful gastric submucosal tumor resection using laparoscopic and endoscopic cooperative surgery. World J Surg 2012；36：327-330.

[3] Abe N，Mori T，Takeuchi H，et al：Successful treatment of early-stage gastric cancer by laparoscopy-assisted endoscopic full-thickness resection with lymphadenectomy. Gastrointest Endosc 2008；68：1220-1224.

[4] Abe N，Takeuchi H，Yanagida O，et al：Endoscopic full-thickness resection with laparoscopic assistance as hybrid NOTES for gastric submucosal tumor. Surg Endosc 2009；23：1908-1913.

[5] Abe N，Takeuchi H，Shibuya M，et al：Successful treatment of duodenal carcinoid tumor by laparoscopy-assisted endoscopic full-thickness resection with lymphadenectomy. Asian J Endosc Surg 2012；5：81-85.

[6] Choi SM，Kim MC，Jung GJ，et al：Laparoscopic wedge resection for gastric SMT；long-term follow-up results. Eur J Surg Oncol 2006；33：444-447.

[7] Ishikawa K，Inomata M，Etoh T，et al：Long-term outcome of laparoscopic wedge resection for gastric submucosal tumor compared with open wedge resection. Surg Laparosc Endosc Percutan Tech 2006；16：82-85.

[8] Ohgami M，Otani Y，Kumai K，et al：Curative laparoscopic surgery for early gastric cancer：five years experience. World J Surg 1999；23：187-182.

[9] 阿部展次，竹内弘久，大木亜津子ほか：内視鏡的胃全層切除術の適応と限界 . Modern Physician 2013；34：507-511.

# 单孔式 LECS

**北城秀司**[1]，**山本和幸**[2]，**川原田　阳**[2]
[1]KKR 斗南医院镜视下手术中心，[2]KKR 斗南医院消化外科

　　单孔手术是只在脐部开一个 2～3cm 的切口，从这个切口进行腹腔镜下摘除脏器的一种方法。术后的切口隐藏于脐部，可以说是所谓的"没有瘢痕"的脏器摘除术。与以前的手术相比，患者的满意度极高，应该被广泛地推广。笔者等从 2008 年开始行胆囊摘除术，从 2010 年开始对胃黏膜下肿瘤行单孔式 LECS。

## 术前评估

### 适应证

　　在笔者医院，所有的胃局部病变均是适应证。肿瘤直径 5cm 以上并有凹陷（delle）的病例在适应证之外。最好患者没有上腹部手术的既往史并且脐周没有手术切口。刚开展本技术时，要选择直线钳容易操作的前壁病变及大弯侧病变，随着习惯了单孔手术操作之后，再扩大到其他的领域，这样可以避免风险。对于胃内病变使用全层切除，对于胃外病变使用浆膜肌层切开法。对于可以经口取出病变（肿瘤直径在 3cm 以下）的病例，胃内病变使用多通道穿刺器法。除此之外的病变使用专门的单孔平台，进行改良多通道穿刺器法。

### 知情同意

　　与以往的腹腔镜手术相比，虽然基本上不会有明显的切口，从美观上看是其优点，但其手术的侵袭性跟以往的手术是一样的。从技术上来说，因为手术器具的限制，手术时间可能会延长。当不能得到充分视野时，有可能会将手术变更至常规的手术方法。这些都有必要跟患者说明。

## 手术设备

### 手术器材（图 1）

　　使用 3 个 5mm 口径的穿刺器。操作钳子的 2 个穿刺器建议使用框体较小的（VersaPort™，covidien 公司）。腔镜用的穿刺器使用直径 5mm、长度 15cm 的（xcel extra long series®，ethicon 公司）。当使用自动缝合器时，将 1 个 5mm 口径的穿刺器换成长 15cm、口径 12mm 的穿刺器。使用长的穿刺器可以使穿刺器外壳对操作的干扰降到最小。对于食管 – 胃连接部周围或胃底穹隆部的病变，使用直线钳子较难展开视野，使用弯钳（图 2A）在减少对眼前操作的干扰的同时，也容易确认钳子的前端。这时，有必要插入硅胶制的柔性穿刺器（图 2B）。

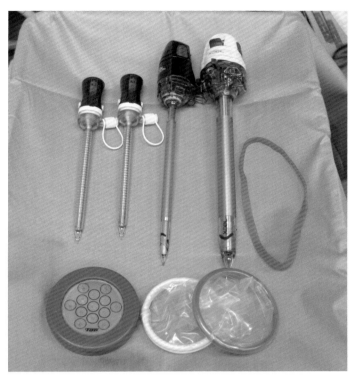

图 1 　手术器材

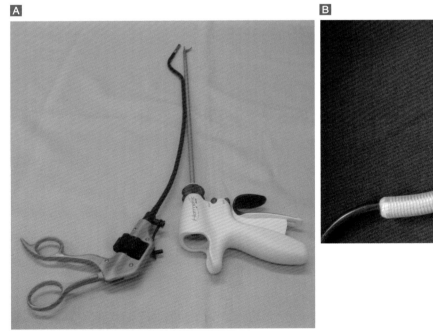

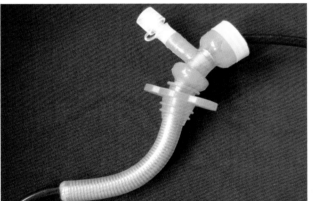

图 2 　弯钳和柔性穿刺器

A：KTY 钳子（足立工业）。

B：硅胶制的柔性穿刺器（create 公司）。

### 患者体位及手术室配置（图 3、图 4）

体位为开脚仰卧位、头高位。术者在患者的脚间，扶镜助手在患者的右侧。内镜医生位于患者头左侧。

## ● 展开视野

当肝左外叶妨碍视野的时候，使用 2-0 线将其吊起。从体表外穿入的线以右横膈脚为支点，从体表以 V 字形将肝左外叶吊起（图 5）。

## ● 使用 $CO_2$ 行内镜充气

如果使用 $CO_2$ 进行充气时，气体在送至回肠前便会被吸收，所以没有必要使用肠钳。

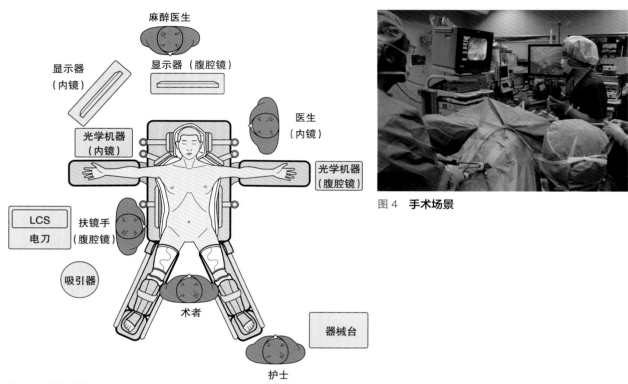

图 4　**手术场景**

图 3　**手术台的设置**

从体表使用 2-0 线进行穿刺，将肝左外叶吊起，保证视野

以右横膈脚为支点，呈 V 字形吊起

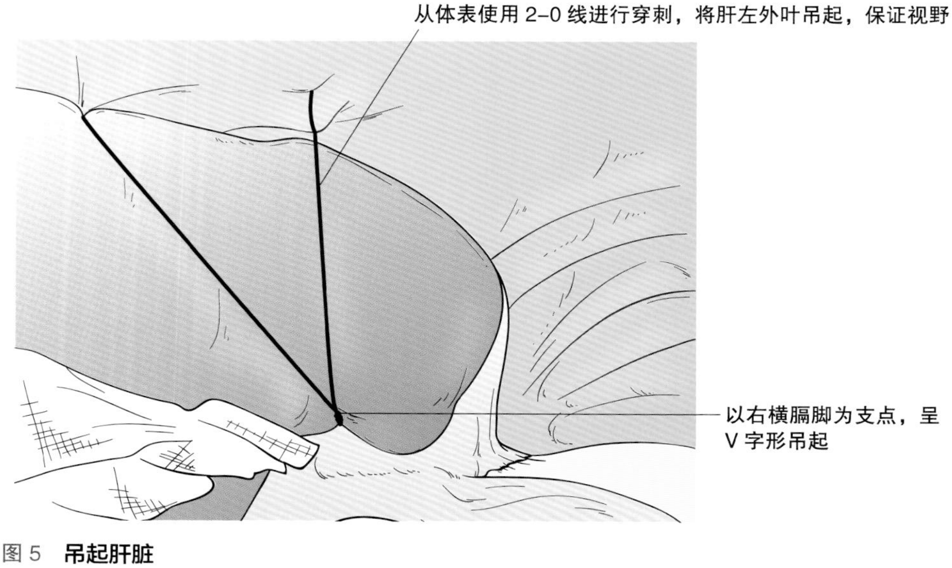

图 5　**吊起肝脏**

# 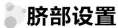 脐部设置

## • 多孔穿刺器法

### 1. 脐切开（图6、图7）

将脐纵向切开。因为肚脐的形状各种各样，大多数的病例肚脐的头侧或尾侧有凹陷。为了保存这个凹陷，在其对侧添加切口，这样术后的美观性较好。开始时，在凹陷的内侧正中和添加了切口的对侧的终点做标记。切口长约 2cm。使用止血钳将肚脐的凹陷处向外拉使其翻转。将刚开始留置的标记相连进行纵向切开。将刀推进至脐的最深部，确认筋膜的缺损部。经过脐的最深部将筋膜缺损部的肌束也一起切开。

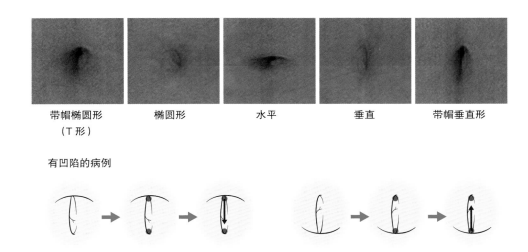

带帽椭圆形　　　椭圆形　　　水平　　　垂直　　　带帽垂直形
（T 形）

有凹陷的病例

图 6　对应各种各样脐形状的脐切开法

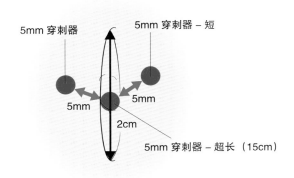

5mm 穿刺器　　　5mm 穿刺器 – 短

5mm　　5mm

2cm

5mm 穿刺器 – 超长（15cm）

图 7　多孔穿刺器法

### 2. 插入腔镜用的穿刺器

在脐的最深部使用止血钳夹持筋膜缺损部的边缘，提起筋膜。在 5mm 的穿刺器（xcel extra long®，ethicon 公司）处插入腔镜，将穿刺器向前推（optical 法）。在插入腹腔内后，将穿刺器拔出至离腹壁约 1cm 的位置。对于筋膜缺损较大的病例，为了防止泄漏空气，可在穿刺器的前端附上环形橡胶防止漏气（图 8）。

### 3. 插入操作用的穿刺器

于距观察孔约 5mm 的头侧左右各穿刺一个穿刺器。在使用弯钳时于左侧的穿刺孔插入硅胶制的柔性穿刺器（图 9A）。穿刺时将腹腔镜推至腹壁前，从透明的管中确认穿刺器的前端，可达到安全穿刺。

### ● 改良多通道穿刺器法（图 10）

脐的切开如前所述，保留脐的凹陷，切开约 3cm。以无筋膜部分为中心，向头侧及尾侧切开 3cm 进行开腹。装上牵开器（smart retractor®，top 社）并装上单孔多通道装置（free access XS®，top 社）。插入穿刺器形成三角形。当左手使用弯钳时，则在平台上在 5mm 穿刺器的内筒上做一个小洞后直接穿刺（图 9B）。

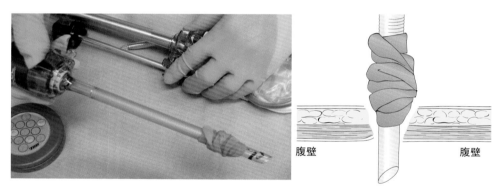

腹壁　　　　　　腹壁

图 8　防止空气从穿刺器穿刺孔漏出的方法

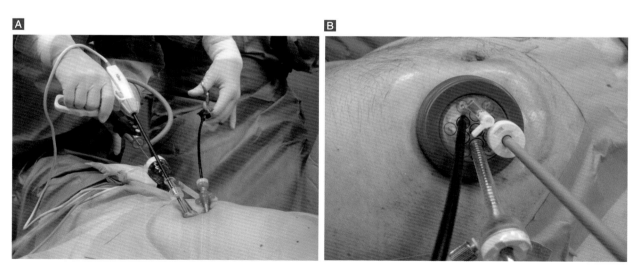

图 9　弯曲钳子插入时

A：多孔穿刺器法。

B：改良多通道穿刺器法。

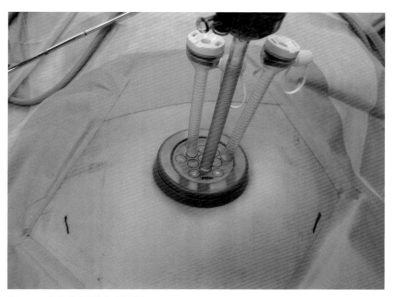

图 10　改良多通道穿刺器法

# 胃壁的切开及缝合

### 全层切开法

使用氩气激光在病变处进行标记后，使用 IT 刀进行全周性全层切开。切除后使用 V-Loc™ 180 3-0 15cm(covidien 公司) 进行胃的缝合关闭。术者右手暂时先将 5mm 穿刺器拔除，让持针器通过穿刺器，使持针器夹持住针后 1cm 处的缝线，再次插入穿刺器（图 11）。在使用单孔平台时也可以使用同样的方法插入，所以没有必要换成 12mm 的穿刺器。缝合胃壁时基本沿着短轴方向进行闭锁。将距离创缘 4mm 的浆膜肌层全层内翻并进行连续缝合。

### 浆膜肌层切开法

腹腔镜下使用电刀在肿瘤浆膜侧进行标记后，将浆膜、肌层行全周性切开。将右侧 5mm 的穿刺器更换成 12mm 的穿刺器。沿着切开线外侧的残胃浆膜使用线性闭合器进行切离缝合。

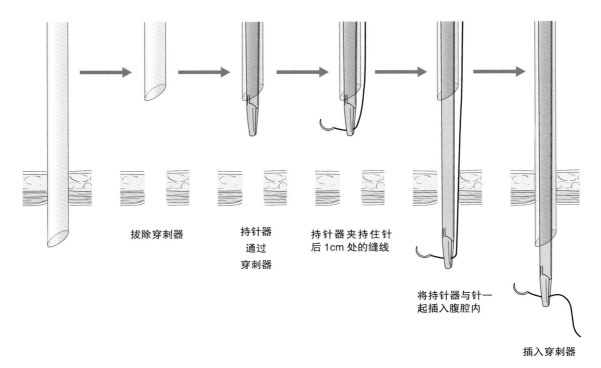

拔除穿刺器　　持针器通过穿刺器　　持针器夹持住针后1cm处的缝线　　将持针器与针一起插入腹腔内　　插入穿刺器

图 11　**从 5mm 穿刺器插入针的方法**

## 取出标本及关腹

### 取出标本

肿瘤长径在 3cm 以内的病变可以经口在内镜下取出。3cm 以上的病变因为在脐部有单孔平台，所以可以在这个部位取出。

### 止血及洗净

在腹腔镜下确认浆膜侧没有出血后，进行冲洗。通常不从体表向腹腔内留置引流管。

### 关腹

使用 2–0 强弯针薇乔线关闭筋膜。使用 4–0 透明吸收线对皮肤进行包埋缝合。紧密对齐脐的最深部对于术后切口隐蔽十分重要。相对较粗地缝 2 ~ 3 针。缝合后放置棉球，再覆盖上封闭膜。用针穿过膜，吸引棉球内的空气，如同压缩被子一样。因较粗地缝合创口，并对棉球施加负压，可以引流术后停留于组织中的渗出液。

# 操作要点

## 方法的选择

对于 3cm 以下行全层切开的肿瘤应积极地使用多通道穿刺器法。虽然脐部的切口长度为 2cm，较小，但因为钳子间的距离可到 3cm 以上，使得手术容易操作。

## 多通道穿刺器法中钳子操作的技巧

主要进行术野展开的左手握持钳的操作，没有必要进行左右的移动，只要结合上下前后的活动便可在术中展开术野。此外，最小限度地左右移动可以减少对皮肤及切口的损伤，减轻术后皮肤的发红及切口的疼痛。

## 钳子与腔镜位置关系的技巧

当镜子的前端离关注的视野较近时，会与活动的大钳子互相干扰。当钳子在行需要视野较大的操作时，镜子的位置要稍稍回拉。当行较细致的操作时，腔镜可以靠近所关注的视野。镜子通常从两边钳子之间的腹侧向下看。如果其位置关系被破坏的话，镜子和钳子之间将会互相干扰。这时要一边回拉腹腔镜，一边使其回到腹侧两钳子间的位置。

# 结果

## 学习曲线

笔者等在 2008 年起对胆囊切除术引入了单孔式手术，在习得单孔特有的技术后，才于 2010 年将其应用于 LECS 中，故可以顺利地开展。对于引进本方法，在累积了 10 例左右胆囊摘除术的经验后再开展会更加安全。

## 笔者医院的治疗结果

到目前为止，进行了 27 例 LECS，对其中 9 例行单孔式手术（表1）。单孔式还是多孔式由术者选择。术式的选择与性别、年龄、BMI、肿瘤的大小及肿瘤的位置间没有统计学差异。虽然对于手术时间及出血没有统计学差异，但在单孔组中有 1 例发生了缝合不全而导致的漏气（表2）。此病例是直径 4cm 位于胃上部小弯后壁的胃内发育型病变。虽然自动缝合器使用了 2 枚钉仓，但是第 2 枚钉仓打在了胃后壁上，考虑与视野不好有关。对于多孔手术也难以确保完美的视野，因此有必要引入胃内手术。

# 结语

单孔式手术的特征是隐藏于脐部的手术瘢痕不明显。随着本方法的普及，患者要求的越来越高。因此有必要向患者说明本技术难点，目前也没有通过减少穿刺器数量来减轻创伤性的报道。此外，当操作困难的时候，毫不犹豫增加穿刺器的数量是很重要的。本方法需要极高的内镜下操作技巧，以此要求来培训专业的技术队伍十分重要。

表1 **病例**

| | | | 单孔（例） | 多孔（例） | P 值 |
|---|---|---|---|---|---|
| 性别 | 女性 / 男性 | | 4/5 | 8/10 | |
| 年龄（岁） | | | 62 | 69 | P = 0.29 |
| BMI | | | 22.9 | 23.3 | n.s. |
| 位置 | 上部 | 前壁 | 4 | 5 | |
| | | 后壁 | 2 | 1 | |
| | | 小弯 | 0 | 0 | |
| | | 大弯 | 0 | 0 | |
| | 中部 | 前壁 | 1 | 3 | |
| | | 后壁 | 1 | 2 | |
| | | 小弯 | 1 | 2 | |
| | | 大弯 | 1 | 3 | |
| | 下部 | | 0 | 0 | |
| 生长方式 | 胃内 | | 6 | 16 | |
| | 胃外 | | 3 | 2 | |
| 肿瘤直径（mm） | | | 30 | 25 | n.s. |

n.s.：无显著性差异。

表2 **手术成果**

| | | 单孔（例） | 多孔（例） | P 值 |
|---|---|---|---|---|
| 手术术式 | 全层切切 | 3 | 13 | |
| | 浆膜筋层切除 | 6 | 5 | |
| 手术时间（min） | | 142 | 192 | n.s. (P = 0.055) |
| 出血量（g） | | 5 | 5 | n.s. |
| 追加穿刺器 | | 0 | 0 | n.s. |
| 开腹移行 | | 0 | 0 | n.s. |
| 并发症 | | 缝合不全 1 | 0 | n.s. (P = 0.15) |
| 开始进食天数（天） | | 3 | 4 | n.s. |
| 术后在院天数（天） | | 8.5 | 11 | P = 0.004 |

n.s.：无显著性差异。

## 文献

[1] Navara G，Pozza E，Occhionorelli S，et al：One-wound laparoscopic cholecystectomy. Br J Surg 1997；84：695.

[2] Curcillo PG，Wu AS，Podolsky RE，et al：Single-port-access（SPA™）cholecystectomy：a multi-institutional report of the first 297 cases. Surg Endosc 2010；24（8）：1854–1860.

[3] 北城秀司，奥芝俊一，川原田陽ほか：臍部単一孔式腹腔鏡下胆嚢摘出術の経験. 北海道外科学会，札幌，2009.

[4] Cavale N，Butler PE：The ideal female umbilicus? Plast Reconstr Surg 2008；121（5）：356e–357e.

[5] 大上正裕，若林 剛，才川義朗ほか：早期 I 胃癌（m 癌）に対する腹腔鏡下胃局所切除術，Lesion lifting 法による手術手技. 手術 1993；47：587–597.

# III

## 十二指肠、大肠肿瘤的 LECS

# 十二指肠球部类癌的 LECS

**平泽俊明**

癌研有明医院消化中心内科

## 总论

　　十二指肠类癌是比较稀少的内分泌肿瘤，对于本疾病目前仍缺少详细的论述。1907 年 Oberndorfer 开始报道消化道类癌之后，这类疾病的概念及分类也发生了变迁，在 2010 年的 WHO 分类中，将具有内分泌性质和表现的消化道（胰腺）肿瘤总称为神经内分泌肿瘤（neuroendocrine neoplasms，NEN），分为高分化型的神经内分泌肿瘤（neuroendocrine tumor，NET）和低分化型的神经内分泌肿瘤（neuroendocrine carcinoma，NEC）。进一步，根据细胞分裂像及 ki-67 指数所代表的细胞增殖能力将 NET 分类为 Grade 1、Grade 2（NET G1，NET G2）。过去的类癌多相当于 NET G1。今后，对于类癌一般使用 NET 作为名称。

　　有报道称类癌在全消化道中占 1.2% ~ 1.5%。在日本，消化道类癌的分布占比为直肠 41.5%，胃 26.3%，十二指肠 16.5%。在十二指肠的好发部位为球部，占 70% ~ 80%，剩下的发生于降部。

## 内镜图像（图 1）

　　虽然类癌是存在于黏膜深层的内分泌细胞发生而来的上皮性肿瘤，因为其向黏膜深层、

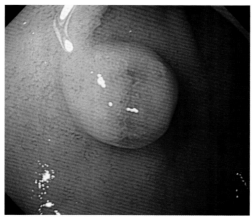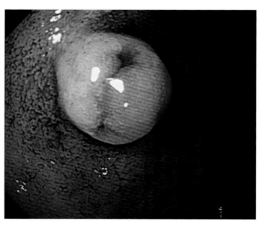

图 1　**球部前壁的类癌**

球部前壁可见 6mm 大的黏膜下肿瘤样隆起。表面为正常色调，顶部伴有糜烂。如果用钳子按压的话，较硬，不可推动。

黏膜下层缓慢地增殖，所以表现出黏膜下肿瘤的形态。内镜下多表现为覆盖有正常黏膜的从黄色调到正常色调的黏膜下肿瘤样隆起，随着肿瘤的增大，顶部多伴有凹陷或溃疡。通过钳子可知（移动缓冲试验）软垫征（cushion sign）阴性，没有活动性。超声内镜检查多提示 2~3 层内比较均一的低回声肿瘤。

## 治疗方针

与多数的消化道上皮性肿瘤一样，根据淋巴结的转移风险决定治疗方针。就是说，对于淋巴结转移可能性较低的病变可行局部切除，如果病变不超过黏膜下层的话，为内镜治疗的适应证。有报道称，十二指肠类癌的转移率依赖于肿瘤的直径及浸润深度，肿瘤直径不到 10mm 的转移风险为 2%~35%，10~20mm 的为 20%~50%，20mm 以上的为 30%~90%；浸润深度至黏膜下层的 2.5%，固有肌层以下的 35%，即使是小的病变也有发现淋巴结转移的。但是对于明确的淋巴结转移风险率，现在仍然不甚明了，今后需要根据 WHO 的分类标准对淋巴结转移率进行多中心的研究。

在欧洲，神经内分泌肿瘤协会（european neuroendocrine tumor society，ENETS）的指南认为，淋巴结转移率较低的 10mm 以下的非乳头部的十二指肠类癌适合行内镜下治疗。日本的《胰腺、消化道神经内分泌肿瘤诊断治疗实践手册》认为，对于十二指肠类癌，肿瘤最大直径在 10mm 以下、浸润深度不超过黏膜下层的病变淋巴结转移率低，EUS 或 CT 等影像学上没有发现转移的病变为内镜下治疗的适应证。

多个指南都提及十二指肠类癌的内镜下治疗，许多中心将肿瘤最大直径在 10mm 以下的、未超过黏膜下层的病变作为内镜治疗的适应证，但因为有报道称较小的病变也存在淋巴结转移，所以在临床应用中也为如何选择而迷茫。此外，对于外科手术淋巴结清扫应达到什么程度暂时也没有统一的标准。根据淋巴结清扫的范围，也有行像胰十二指肠切除术等大手术的必要。因此，有必要根据病例的不同决定治疗方案。

## 关于十二指肠类癌的 EMR、ESD 术（图 2）

虽然可以散见对十二指肠类癌行内镜下黏膜切除术（endoscopic mucosal resection，EMR）、内镜黏膜下层剥离术（endoscopic submucosal dissection，ESD）的报道，但与胃癌的 EMR、ESD 有很大的不同。首先，十二指肠类癌病变多浸润至黏膜下层深部，行 ESD、EMR 则深部切缘的病理容易阳性或不明。此外，十二指肠比胃壁更薄，容易穿孔，并且对于十二指肠的一些部位，因为受胰液的影响，创面发生迟发性穿孔的风险较高。如发生迟发性穿孔，常会导致严重的后果，最终可能因选择微创的 EMR、ESD 引起致死性的并发症。

## 对十二指肠类癌行 LECS（图 3）

为了回避 EMR、ESD 的不确定性及外科较大的创伤，笔者医院使用 LECS 进行十二指肠局部切除。现就对于十二指肠类癌发生概率较高的球部进行介绍。

简单地说，对十二指肠类癌行 LECS，就是通过内镜进行全层切开，通过腹腔镜关闭创口。内镜下的全层切除可在最小的切除范围下可靠地使垂直切缘阴性，而腹腔镜下的缝合关闭可预防迟发性穿孔的发生。

## 使用 EMR（cap 法）行全层切除

1. 在病变口侧、肛门侧的边缘使用 APC 进行标记。
2. 在内镜的前端安装透明帽。
3. 使用细径半月形圈套器预先呈环状套于透明帽前的钩子上。
4. 使用整体吸引法将病变充分吸引至帽子内。
5. 达到所谓的红石状态之后，使用圈套器一口气套紧病变。
6. 接通高频电流，进行全层切除。
7. 切除的标本吸引至帽子内，经口取出。

## 腹腔镜下关闭穿孔部

1. 确认穿孔部部位。
2. 手动缝合穿孔部。

A：病变多浸润至黏膜下层深部，十二指肠固有肌层较薄。

B：因为病变浸润至黏膜下层深部，EMR、ESD 下容易使垂直切缘阳性。

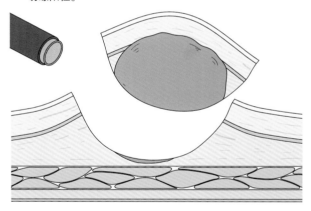

C：因为十二指肠壁薄，行 EMR、ESD 穿孔的风险较高。

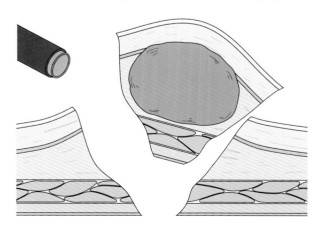

图 2　十二指肠类癌的特征

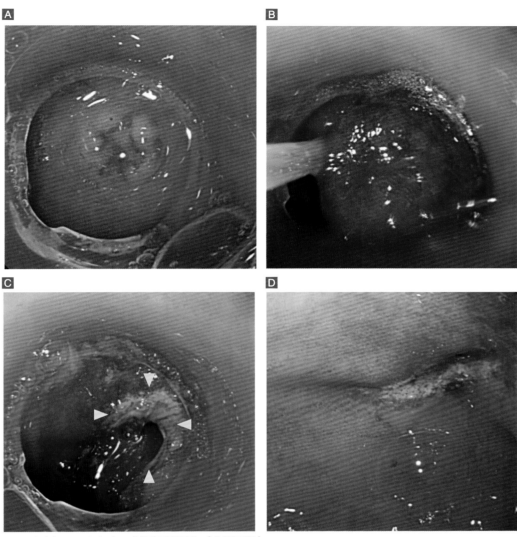

图 3　**通过 LECS 行十二指肠局部切除（内镜图像）**

**A**：球部前壁 6mm 大的类癌。

**B**：置圈套器 preloop 于透明帽前端的钩子上，使用整体吸引法吸引。如果能够将病变充分吸引至透明帽内，使用圈套器套紧病变，将其推出透明帽外。

**C**：通以高频电流，进行全层切除。在黄色箭头处可见穿孔部。

**D**：通过腹腔镜关闭穿孔部的内镜图像。

 要点

● 为了方便人工穿孔，不要进行局部注射。

● 前端的透明帽在垂直对准病变下靠近。

● 当难以垂直靠近时，有可能难以使用 cap 法进行全层切开，要转成使用针状刀行全周性全层切开的方法。

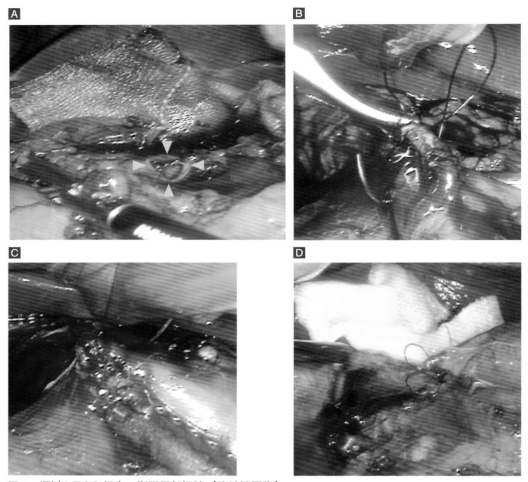

图3 通过 LECS 行十二指肠局部切除（腹腔镜图像）

A：可见通过内镜行全层切除术出现的创口。

B ~ D：在腹腔镜下手动缝合创口。

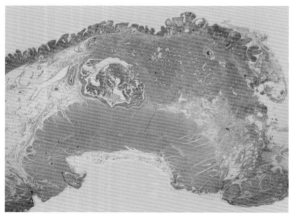

图3 通过 LECS 行十二指肠局部切除 [ 切除病变（病理）]

类癌（NET G1），Φ 5mm，SM，ly（-），v（-），HM0，VM0
至肌层行全层切除，垂直切缘阴性。

## 笔者医院对十二指肠球部类癌的治疗方针 (图 4)

对于使用超声内镜术前诊断为肿瘤直径在 4mm 以下、未超过黏膜下层的病变，即使是使用 EMR 也可比较安全地切除，所以 EMR 是第一选择。5～10mm 或接近、浸润固有肌层的病变存在垂直切缘阳性及穿孔的可能，要通过 LECS 行全层切除 ± 淋巴结活检。对于 10mm 以上的病变，因为淋巴结转移的可能性较高，需要进行伴有淋巴结清扫的外科手术。

## 结语

1. 对于十二指肠类癌，现在可以寻求微创治疗手段。对于存在淋巴结转移风险的病例，今后仍需积累更多的经验。
2. 对于十二指肠类癌行 LECS，可解决 EMR、ESD 中出现的垂直切缘阳性及穿孔的并发症，是一个相对低侵袭性的安全手术。

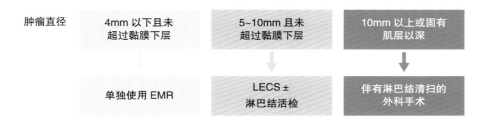

**图 4　笔者医院十二指肠类癌的治疗方针**

展示了开展 LECS 后笔者医院对十二指肠类癌的治疗策略。

肿瘤直径和浸润深度决定治疗方针，4mm 以下且未超过黏膜下层的单独使用 EMR，5～10mm 且未超过黏膜下层使用 LECS，10mm 以上或固有肌层以深的行开放手术和淋巴结清扫或淋巴结活检。从对于 4mm 以下的病变单独行 EMR 的经验上来看，4mm 以下小的病变穿孔及垂直切缘阳性的可能性较低。

### 文献

[1] Oberndorfer S：Karzinoide Tumoren des Dunndarmes. Frankfurt Z Path 1907；1：426–432.

[2] Soga J：Statistical evaluation of 2001 carcinoid cases with metastases，collected from literature：A comparative study between ordinary carcinoids and atypical varieties. J Exp Clin Cancer Res 1998；17：3–12.

[3] 野中哲，小田一郎，斉藤豊：十二指肠腫瘍の実地診療. Medical practice 2013；7：1211–1218.

[4] Burke AP，Sobin LH，Federspiel BH，et al：Cartinoid tumors of the duodenum. A clinicopathologic study of 99 cases. Arch pathol Lab Med 1990；114：700–704.

[5] Delle Fave G，Kwekkeboom DJ，Van Cutsem E，et al：ENETS Consensus Guidelines for the management of patients with gastroduodenal neoplasms. Neuroendocrinology 2012；95：74–87.

[6] 今村正之総監修，田中雅夫，平田公一編集：膵・消化管神経内分泌腫瘍（NET）診断・治療実践マニュアル. 総合医学社，東京，2011.

[7] 横井千寿，後藤田卓志，下田忠和ほか：消化管カルチノイドの診断と治療 2) 十二指肠・小腸. 胃と腸 2004；39：583–591.

# 十二指肠第二、第三段的 LECS

山崎公靖，村上雅彦[1]，大圃 研[2]

[1] 昭和大学医学部消化、普通外科，[2]NTT 东日本关东医院消化内科

由于十二指肠具有内腔狭窄、管壁非常薄等解剖特性及内镜操作技术限制等问题，同时因创面暴露于胆汁及胰液可引起穿孔及术后出血等并发症，十二指肠肿瘤一般难以普及内镜治疗。对于外科而言，胰十二指肠切除术一直是经典的标准术式，但不可否认的是，对于一些早期或良性的肿瘤患者创伤过大。此外，在外科进行局部切除时，在浆膜侧难以明确肿瘤的正确部位，即使是小的病变，如果进行较大范围切除的话，发生消化道漏、狭窄等并发症的风险也较高。为了解决这些问题，笔者等于内镜下在管腔内对肿瘤进行标记，设计了在腔镜下以最小范围对十二指肠肿瘤行内镜辅助下的腹腔镜十二指肠切除术 (endoscopy-assisted laparoscopic duodenal resection，EALD)。本方法也包含于比企等提出的对胃黏膜下肿瘤的双镜联合胃部分切除术 (laparoscopy endoscopy cooperative surgery，LECS) 的概念当中。笔者等只对得到本院伦理委员会认可、在进行充分说明后得到同意的病例进行手术。

## ◉ 适应证

### ◦ 适应疾病
1. 无淋巴结转移的浅表性十二指肠肿瘤 (腺瘤、黏膜癌等)。
2. 黏膜下肿瘤 (对于神经内分泌肿瘤控制在 10mm 以下)。

### ◦ 适应条件 (病变的位置及大小)
1. 距 Vater 乳头 10mm 以上的距离。
2. 病变的范围占管腔半周以下。

## ◉ 患者体位及手术室的设置

术中患者体位为仰卧位 (左上肢向躯体收拢)、头高位、左低右高位 (图 1A)。

术者在患者的右侧，第一助手及扶镜助手位于患者左侧，内镜医生及内镜助手位于患者头部的左侧。腹腔镜及内镜的两个显示器并排置于患者的头侧 (图 1B)。

## ◉ 穿刺器的设置

使用 30° 斜视腹腔镜从脐部的穿刺器插入。穿刺器基本 5 个 (脐：5mm；脐右侧：

12mm；右侧腹：5mm；脐左侧：5mm；左季肋部：5mm）（图 2）。

操作腹腔镜时的气腹压通常为 12mmHg（$CO_2$）。插入内镜时，为了不妨碍内镜的操作，将气腹压下降至 8mmHg，同时，有必要降低腹腔镜的亮度。

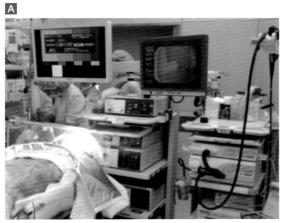
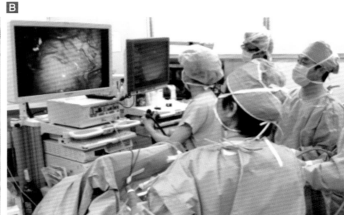

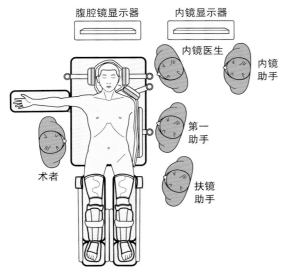

图 1　**患者体位及手术室的设置**

A：患者体位为仰卧位（左上肢收拢于躯体部），腹腔镜及内镜的显示器并列置于患者头侧。

B：术者位于患者右侧，第一助手及扶镜助手立于患者左侧，内镜医生及内镜助手立于患者头部的左侧。

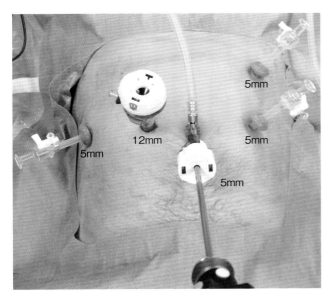

图 2　**穿刺器的设置**

基本使用 5 个。

## 手术操作

对于不累及胰腺侧位置（Vater乳头对侧）的病变，可在内镜下对病变周围标记后于腹腔镜下行全层切除术，在腹腔镜下对切开部位进行缝合关闭。本专题将对该技术的操作予以介绍。

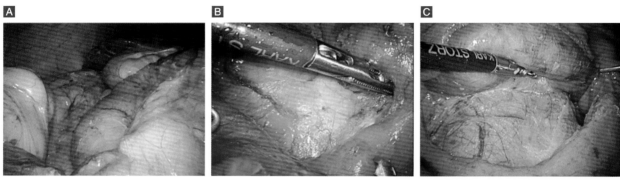

图3 十二指肠的游离

**A**：从横结肠肝曲至升结肠充分游离。

**B**：追加Kocher法游离，充分游离十二指肠降部。

**C**：对于位于水平部的病例，从十二指肠下角开始，向Treitz韧带方向进一步游离。

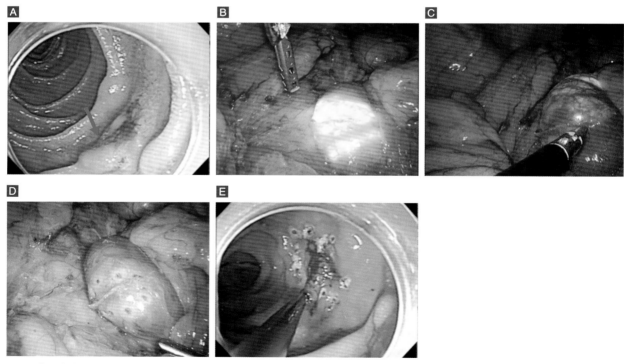

图4 确认病变部位及标记

**A**：本病例为位于Vater乳头对侧的IIa+IIc病变（10mm大），通过活检诊断为腺瘤。

**B**：通过内镜透光照明，从腹腔镜侧确认肿瘤部位。

**C**：在腹腔镜的观察下灼烧标记。

**D**：尽可能地行全周标记。

**E**：因为标记会稍稍倾斜偏离，有必要慎重选择穿刺部位。

**● 手术过程**

### 1. 十二指肠的游离

　　基本上使用电刀及超声刀进行游离，根据病变部位决定游离范围。当病变位于降部时，首先从内侧开始切开胃窦部大弯侧的大网膜，剥离与横结肠系膜连接的结合部至十二指肠系膜及胰前筋膜，露出胰头部的前面和十二指肠降部。之后，向外侧充分游离从横结肠肝曲开始至盲肠附近的升结肠（图 3a）。对于除了前壁以外的病变，追加 Kocher 法游离至一定能看到下腔静脉的程度，并充分地游离十二指肠降部，在之后的标记及切除时便可保证良好的视野（图 3B）。当病变位于水平部时，从十二指肠下角开始进一步向 Treitz 韧带方向进行剥离（图 3C）。

### 2. 确认病变部位及标记

　　在插入上消化道内镜以前，在距 Treitz 韧带约 10cm 的空肠上钳夹可拆卸的肠钳，以防止空气进入小肠。为了明确病变，首先使用内镜透光照明，在腹腔镜侧确认大概的位置（图 4A、B）。从距病灶的边缘 5mm 外侧使用针状刀以 end cut 模式一边通电，一边人工穿孔，在十二指肠的浆膜面使用凝固模式烧灼进行标记，直到在腹腔镜下可以清楚地确认病灶（图 4C）。这时，在通电前一定要从内镜及腹腔镜两侧明确预定穿刺的部位，注意不要损伤周围的脏器或血管。因为针状刀容易插入切线方向，内镜医生也要作为预案，在观察腹腔镜的显示器的同时慎重地选择标记的部位。尽可能地在病灶的周围进行标记（图 4D、E）。当病灶较小时，内镜下在病灶的边缘打上标记用的夹子，以便在腹腔镜侧进行切除时作为目标。

### 3. 切除病灶及取出标本

　　沿着灼烧的标记线使用 hook 形或夹形的单极电刀切开浆膜及肌层后，使用超声刀切开黏膜及黏膜下层，进行全层切开（图 5A、B）。因为切开半周以上后可在腹腔侧确认病变，所以要在确保断端下决定切除线。切除的标本应尽快放入回收袋，通过 12mm 的穿刺孔取出。

### 4. 十二指肠切开部的缝合关闭

　　在腹腔镜下对十二指肠切开部位进行缝合关闭。可能的话，对肠管要沿短轴方向进行间

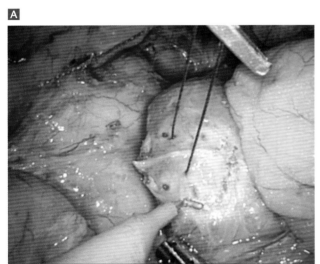
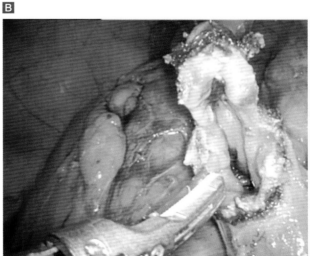

**图 5　切除病灶**

**A**：使用电刀沿着标记线切开浆膜肌层。

**B**：使用超声刀进行全层切开。切开半周时在腹腔侧确认病变，在确保断端的前提下确定切除线。

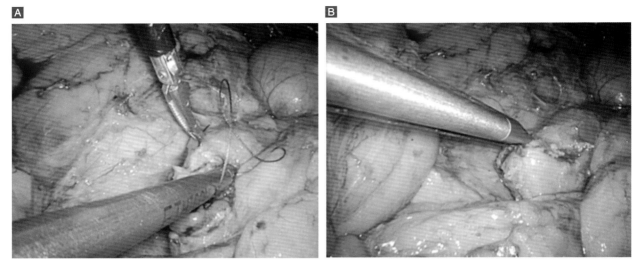

图 6 　**十二指肠切开部的缝合关闭**

Ａ：对肠管基本上沿短轴方向进行缝合，根据切开部位及病灶的大小，有时可斜行或沿长轴方向进行缝合，可能会减少张力。

Ｂ：不仅进行全层缝合，还要适当追加 Gambee 缝合，可最大限度地控制黏膜的外翻。

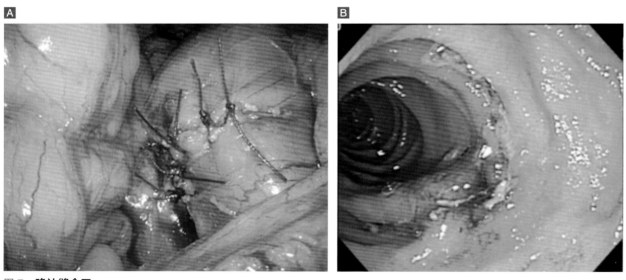

图 7 　**确认缝合口**

Ａ：在内镜及腹腔镜两侧确认缝合口。

Ｂ：确认没有出血、狭窄、缝合不全的情况。

断或连续缝合，根据切开部位和大小的不同，有时行斜行或沿长轴方向进行缝合，可能会减少张力，所以要特别注意。因十二指肠黏膜会从切口大量地外翻脱出，所以不仅需进行全层缝合，还要适当追加 Gambee 缝合，可最大限度地控制黏膜的外翻。使用 3-0 可吸收线，用打结器进行体外打结结扎法（图 6A、B）。

### 5. 确认缝合口

　　缝合关闭结束后，在内镜及腹腔镜下对缝合部位进行观察，以明确是否存在出血及狭窄，同时要进行漏气试验。在有明确气体或液体从缝合口漏出时，要在腹腔镜侧追加缝合结扎（图 7A、B）。

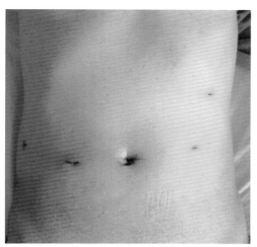

图 8　术后 1 周的切口

## 6. 插入引流管，关闭切口

　　在局部或肝下面留置闭合式引流管。只在 12mm 穿刺孔处进行两层（腹膜、筋膜，真皮层）缝合，剩下的 5mm 穿刺孔进行一层缝合（真皮缝合）（图 8）。

表 1　EALD 72 例（77 处病变）的临床病理学特征及短期治疗结果

|  |  | 平均（范围） | n（%） |
|---|---|---|---|
| 年龄（岁） |  | 60.7（30~84） |  |
| 男性 / 女性 |  |  | 57/15 |
| 部位 | 球部 |  | 30（39.0） |
|  | 降部 |  | 40（51.9） |
|  | 水平部 |  | 7（9.1） |
| 组织类型 | 腺瘤 |  | 39（50.6） |
|  | 癌 |  | 18（23.4） |
|  | 神经内分泌肿瘤 |  | 14（18.2） |
|  | 间质瘤 |  | 2（2.6） |
|  | 其他 |  | 4（5.2） |
| 肿瘤长径（mm） |  | 13.2（2~40） |  |
| 切除标本长径（mm） |  | 26.0（6~49） |  |
| 转成开腹 |  |  | 1（1.4） |
| 整块切除 |  |  | 75（98.7） |
| 治愈性切除 |  |  | 75（98.7） |
| 手术时间（min） |  | 146.1（55~255） |  |
| 出血量（mL） |  | 23.7（0~275） |  |
| 术中并发症 |  |  | 0（0） |
| 术后住院天数（天） |  | 11.6（6~35） |  |
| 并发症 | 缝合不全（漏） |  | 3（4.2） |
|  | 缝合部狭窄 |  | 4（5.6） |
|  | 胰腺炎、胰瘘 |  | 0（0） |
|  | 腹腔内脓肿 |  | 2（2.8） |
|  | 胃排空延迟 |  | 2（2.8） |
| 复发 |  |  | 0（0） |

## 治疗结果

2011 年 4 月至 2014 年 8 月进行的 EALD 72 例（77 处病变）的临床病理学特征及短期治疗结果如表 1 所示。

## 结语

虽然可散见对早期或良性的肿瘤行腹腔镜内镜联合局部切除术的报道，但是至今仍没有大样本的报道。对于内镜下的标记方法及切除，高田等报道了一种与比企等的 LECS 相同的操作，其在内镜下使用 ESD 的技术切开到 1/5 周的时候，在腹腔镜下将剩下的部分进行全层切除，但有延长手术时间的倾向。笔者重视手术时间的缩短及标记的正确性，在内镜下并不使用 ESD 技术，而只使用穿孔灼烧标记，在腹腔镜下进行局部全层切除（endoscopy-assisted laparoscopic full-thickness resection），可以取得良好的结果。

随着病例量的增多，再次对治疗效果进行评价。虽然没有出现术中并发症，但有 1 例累及到 Treitz 韧带前方的水平部腺瘤（40mm 大），在术中由于难以确保手术视野，便中转成开腹手术下行局部全层切除。术后出现并发症包括复发的病例在内共有 11 例（缝合不全的 3 例，狭窄 4 例，腹腔内脓肿 2 例，胃排空延迟 2 例），但在保守治疗下都能缓解。引起并发症的病例平均切除标本长径 39mm，肿瘤长径 22mm，与总体的均值比较存在统计学差异。由此看来，肿瘤长径较大的病例是导致发生并发症的高危人群。此外，对于胰腺侧（Vater 乳头侧）的 7 个病变，难以进行全层切除，需切开对侧的十二指肠壁，在腹腔镜下切除存在于腔内的肿瘤，可避免并发症的发生。在 18 例的十二指肠癌中，只有 1 例在术后的病例中发现肿瘤浸润至固有肌层，追加了胰十二指肠切除，术后病例报告没有残留的肿瘤及淋巴结转移。此外，至今为止，在包括十二指肠癌在内的病变中，还没有发现局部再发及远处转移的情况。当然现在还存在肿瘤暴露、小的良性肿瘤（低异型性腺瘤等）、胰腺侧（乳头侧）及半周以上大小病变是否适合进行手术等问题，必须根据每个病例的不同充分讨论，并对其长期的治疗效果进行验证。

### 文献

[1] 小野裕之，野中　哲，上堂文也ほか：十二指腸における非乳頭部腫瘍に対する EMR，ESD の現状と問題点．胃と腸 2011；46（11）：1669-1677.

[2] Matsumoto S，Miyatani H，Yoshida Y：Endoscopic submucosal dissection for duodenal tumors；a single-center experience. Endoscopy 2013；45：136-137.

[3] 比　企 N，YamamotoY，Fukunaga T，et al：Laparoscopic and endoscopic cooperative surgery for gastrointestinal stromal tumor dissection. Surg Endosc 2008；22（7）：1729-1735.

[4] Sakon M，Takata M，Seki H，et al：A novel combined laparoscopic-endoscopic cooperative approach for duodenal lesions. J Laparoendosc Adv Surg Tech A 2010；20：555-558.

[5] Tsujimoto H，Ichikura T，Nagao S，et al：Minimally invasive surgery for resection of duodenal carcinoid tumors；endoscopic full-thickness resection under laparoscopic observation. Surg Endosc 2010；24：471-475.

[6] 高田　学，佐近雅宏，沖田浩一ほか：腹腔鏡補助下十二指腸全層切除術の現状．胃と腸 2011；46（11）：1678-1683.

[7] Abe N，Takeuchi H，Shibuya M，et al：Successful treatment of duodenal carcinoid tumor by laparoscopy-assisted endoscopic full-thickness resection with lymphadenectomy. Asian J Endosc Surg 2012；5：81-85.

[8] Ohata K，Murakami M，Yamazaki K，et al：Feasibility of endoscopy-assisted laparoscopic full-thickness resection for superficial duodenal neoplasms. Scientific World Journal 2014 Article ID 239627.

# 大肠 LECS
# ——从内镜医生的立场看

**为我井芳郎[1]，福长洋介[2]，岸原辉仁[1]，千野晶子[1]，上野雅资[2]，五十岚正广[1]**

[1] 癌研有明医院内镜诊疗部，[2] 癌研有明医院消化外科

---

**关键词** LECS、大肠 LECS、ESD 和大肠 ESD

随着大肠肿瘤诊断学的进步，大肠肿瘤的内镜治疗学也得到了同步发展，在半个世纪间，从息肉切除到内镜黏膜切除术（endoscopic mucosal resection，EMR），以及在进入 21 世纪后向内镜黏膜下层剥离术（endoscopic submucosal dissection，ESD）发展，既遵循安全性及根治性的内镜治疗原则，并且在时间序列中，也克服了这个时代的标准治疗方法的局限性，开拓了更高层次的治疗方法。

ESD 消除了内镜下不能整块切除的局限，将大肠癌的治疗战略向合理的治疗方向推进。此外，本方法向世界传播后被快速普及。但是从大肠的解剖学特点上看，大肠 ESD 的难度较高，相较于食道及胃有较高的穿孔率（1.4%~10.0%），在欧美，其难度及穿孔率被看作是一个严重的问题（表 1）。

特别是黏膜下层伴有高度纤维化的病变的穿孔率更高，具有统计学意义，克服这个问题的方法也在讨论探索中。换句话说，从安全性及根治性角度考虑，目前这个领域便是 ESD 的极限。笔者为了克服以上的困境，开发了大肠 LECS。

本章将针对大肠 LECS 的意义、适应证以及操作要点进行叙述。

**表 1　大肠 ESD 英文杂志报道中，整块切除、穿孔率、出血率及笔者经验的比较**

| 作者 | 年份 | 杂志 | 例数 | 整块切除例数（%） | 穿孔例数（%） | 出血例数（%） |
|---|---|---|---|---|---|---|
| Tanaka S | 2007 | Gastrointest Endosc | 70 | 56（80.0） | 7（10.0） | 1（1.4） |
| Tamegai Y | 2007 | Endoscopy | 71 | 70（98.6） | 1（1.4） | 1（1.4） |
| Fujishiro M | 2007 | Clin Gastroenterol Hepatol | 200 | 183（91.5） | 11（5.5） | 2（1.0） |
| Toyonaga T | 2008 | Acta Chir Iugosl | 361 | 355（95.2） | 6（1.9） | 3（0.8） |
| Isomoto H | 2009 | Endoscopy | 292 | 263（90.1） | 24（8.2） | 2（0.7） |
| Saito Y | 2010 | Surg Endosc | 145 | 122（84.0） | 9（6.2） | 2（1.4） |
| Niimi K | 2010 | Endoscopy | 310 | 280（90.3） | 14（4.5） | 4（1.3） |
| Lee EJ | 2012 | Surg Endosc | 499 | 474（95.0） | 37（7.4） | – |
| Takeuchi Y | 2012 | Dig Endosc | 348 | 317（91.0） | 8（2.0） | 10（4.0） |
| Hotta K | 2012 | Dig Endosc | 146 | 135（92.5） | 3（2.1） | 2（1.4） |
| 笔者 | 2014 | | 855 | 817（95.6） | 2（0.23） | 9（1.1） |

# 从安全性及根治性上看大肠 ESD 的极限与 LECS 的必要性

目前认为大肠 ESD 的切缘残留及穿孔的重要原因是黏膜下层高度的纤维化、癌高度浸润至黏膜下层、内镜的难以操作。就是说，这个领域是 ESD 的一个难题，ESD 目前仍有所局限。与胃不同，大肠的壁较薄，纤维化病变是穿孔的高危因素。笔者为了阐明上述 ESD 的局限，对纤维化的病变进行讨论。

笔者从 2007 年起开始关注活检或 EMR 后残留再发病例中的纤维化与癌浸润至 SM 伴有的纤维化在内镜下的特点，将大肠 ESD 病变分为 3 组（图 1）。即：不伴有黏膜下纤维化的 Type A（absence），活检、炎症、EMR 后残留再发等良性、非癌性纤维化（fibrosis due to benign cause，Type B），癌浸润至黏膜下层时伴有的癌性纤维化（fibrosis due to cancer invasion in the submucosal layer，Type C）。

此外，对纤维化的程度分为：非癌性：① B-1（轻度），条索状白色；② B-2（中等度），带状；③ B-3（高度），屏风状。癌性：① C-1（轻度），白色的 SM 浸润部与集中于同部位的条索状纤维及血管；② C-2（中等度），褐色的浸润部分与丰富的异常血管；③ C-3（高度），C-2 中出现肌层抬起的表现。

包括 9 例退出的 864 例病变中，纤维化的有 213 例，其中 Type B 病变 142 例，Type C 病变 71 例。对于完整切除率，非纤维化 A 组的 651 例病变中有 637 例完整切除（97.8%），而

Type A：非纤维化
Type B：良性、非癌性纤维化（活检，EMR 后复发等）

B-1：条索状。

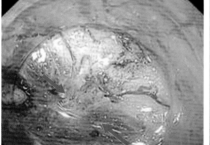

B-2：带状。

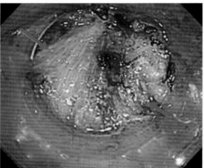

B-3：屏风状。

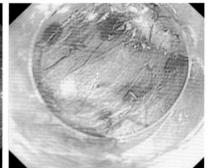

Type C：黏膜下层浸润癌伴癌性纤维化

C-1：条索状纤维化和螺旋状异常血管。

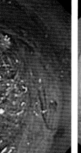

C-2：癌浸润部分和丰富的异常血管。

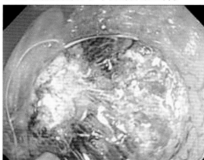

C-3：C-2 中出现肌层抬起的表现。

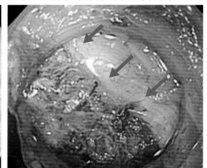

图 1    黏膜下层纤维化重要因素及不同程度的内镜表现分类。

纤维化组 213 例中有 182 例完整切除（85.4%），切除率相对较低，有统计学意义。对于各亚型的整块切除率，Type B-1：95.9%；B-2：91.4%；B-3：60.6%。Type C-1：100%；C-2：91.7%；C-3：50.0%。B-3、C-3 的低切除率具有统计学意义。2 例穿孔的病例（0.23%）分别是 Type B-2 和 B-3，B-3 的那一例需要行紧急手术（表2）。此外，退出的病例分别是 type A：1 例，B-3：2 例，C-3：6 例，其中 C-3 的 6 例中（SM massive 癌 5 例，MP 癌 1 例），Ⅵ轻度 5 例、Ⅵ高度 1 例，显示术前诊断的困难性。

屏风状高度纤维化（Type B-3）的 33 例中的 20 例可以进行整块切除，其根据是：
（1）局部注射液稍稍渗入白色浑浊的纤维组织的肌层上缘（折回部分），可确认剥离线。
（2）从牢固的纤维化部分两侧的黏膜下层开始插入进行剥离，可在其延长线上设立剥离线。
（3）为了预防肌层损伤及穿孔，在肌层留置钛夹，可在其上缘进行切除（3 例）。

但是，对于局部注射液不能渗入的坚固的纤维化组织，其两端正常黏膜下层连线较广时，则无法设立剥离线。此外，当抬起的肌层的幅度较广时，同样存在无法留置预防损伤的钛夹的情况。当判断为无法剥离变更为使用圈套器进行切离时，损伤抬起的肌层及发生穿孔的风险较高，即使可以回避，变成分次切除的可能性也高。所以，在上文中不能剥离的 Type B-3 病例就是现有条件下 ESD 的极限区域（图 2）。因此，对于以上的 ESD 的极限，为了寻求安全的、根治性的局部完全切除的治疗方法，开发了克服了这些问题的大肠 LECS。

## 大肠 LECS 的意义和实际操作

笔者将比企等开发的腹腔镜内镜联合手术（laparoscopy endoscopy cooperative surgery，LECS）应用于大肠开发出大肠 LECS，让其成为对于超过 ESD 极限的病例能够保存肠管功能的一种恰当的治疗。以往，对于难以行 ESD 的 EMR 或分次 EMR 后再发的病例，使用 APC（argon plasoma coagulation）进行烧灼或使用腹腔镜辅助的肠切除（laparoscopy assisted colectomy，LAC）进行治疗。但是，虽然伴有肠管切除的 LAC 对于腺瘤、黏膜癌及无淋巴结转移危险因子的黏膜下层微小浸润癌通过局部完全切除可以进行根治，但其创伤过大。

大肠 LECS 为局部切除，与伴有肠管切除的 LAC 不同的是，其保留有 Auerbach 神经丛及肠管的连续性，可保存肠管的功能。因此，对于可行局部根治的病变，应将其作为合适并正

表 2　包括 9 例退出的 ESD 病例的黏膜下层纤维化的有无及不同原因下的整块切除率和并发症（穿孔）

相对于 Type A，Type B+C 的纤维化组整块切除率较低，具有统计学差异。此外，各组中 Type B-3、Type C-3 的高度纤维化病例的整块切除率也更低，有统计学差异。

| | 病例数（%） | | | 穿孔数（%） |
|---|---|---|---|---|
| Type A：非纤维化（n=651） | 637/651（97.8%） | | | 0 |
| | 轻度 | 中度 | 高度 | |
| Type B：良性、非癌性纤维化（n=142） | B-1: 71/74（95.9%） | B-2: 32/35（91.4%） | B-3: 20/33（60.6%） | 2（0.23%） |
| Type C：SM 浸润伴癌性纤维化（n=71） | C-1: 37/37（100%） | C-2: 11/12（91.7%） | C-3: 11/22（50.0%） | 0 |

纤维化 B、C 组整块切除率：182/213（85.4%），A vs B+C：$P < 0.001$
A vs B-1、C-1: NS；B-1 vs B-3：$P < 0.01$；B-2 vs B-3：$P < 0.004$；C-1 vs C-3：$P < 0.001$；
C-2 vs C-3：$P = 0.024$
退出病例：A（1）、B-3（2）、C-3（6）（66.7%）

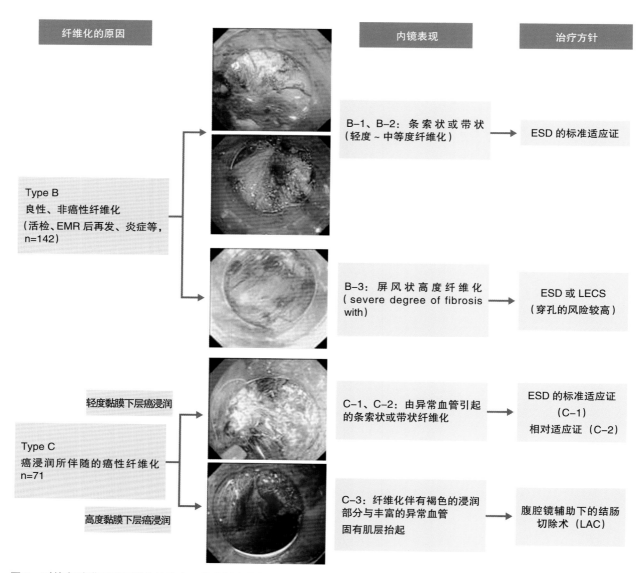

| 纤维化的原因 | | 内镜表现 | 治疗方针 |
|---|---|---|---|

Type B
良性、非癌性纤维化
（活检、EMR 后再发、炎症等，
n=142）

B-1、B-2：条索状或带状
（轻度 ~ 中等度纤维化）
→ ESD 的标准适应证

B-3：屏风状高度纤维化
（severe degree of fibrosis
with）
→ ESD 或 LECS
（穿孔的风险较高）

轻度黏膜下层癌浸润

Type C
癌浸润所伴随的癌性纤维化
n=71

高度黏膜下层癌浸润

C-1、C-2：由异常血管引起
的条索状或带状纤维化
→ ESD 的标准适应证
（C-1）
相对适应证（C-2）

C-3：纤维化伴有褐色的浸润
部分与丰富的异常血管
固有肌层抬起
→ 腹腔镜辅助下的结肠
切除术（LAC）

图 2　**对伴有黏膜下层纤维化的病变，考虑其安全性及根治性后的治疗策略**

确的方法。

实际操作如下所示。首先，在全身麻醉下于截石位插入内镜，明确病变的范围。如果范围不清的话，使用 NBI 及喷洒色素。其次，为了确保肿瘤侧切缘的正确，在病变的周围 4 个点以上使用穿刺针穿通，在病变部位的浆膜侧标记。之后，将同一部位留置缝线作为浆膜侧的标记，抬起病变部（crown 法）。

接下来，使用 ESD 的技术切开病变周围的黏膜形成"轨道"，沿着"轨道"进行切开。当浆膜肌层切开至约 3/4 周的时候，在腹腔镜下使用超声刀将剩下的 1/4 周切除。在以上的黏膜及浆膜肌层的切开过程中，使用臂长为 4.5mm 的钩刀。此外，使用 crown 法预防肠液的污染及肿瘤的播散，在内镜下经肛取出标本。在肠管的开放部使用直线闭合器关闭创口完成手术（图 3）。

笔者与 Fukunaga 等一起重复了动物实验后，对 6 例病例进行了 LECS，其中推测有高度黏膜下层纤维化的分次 EMR 后残留再发的黏膜癌 2 例，伴有憩室的腺瘤 2 例，因为粘连难以进行内镜操作的黏膜癌 1 例，黏膜下肿瘤 1 例。在住院的 5 ~ 12 日内均无并发症发生。

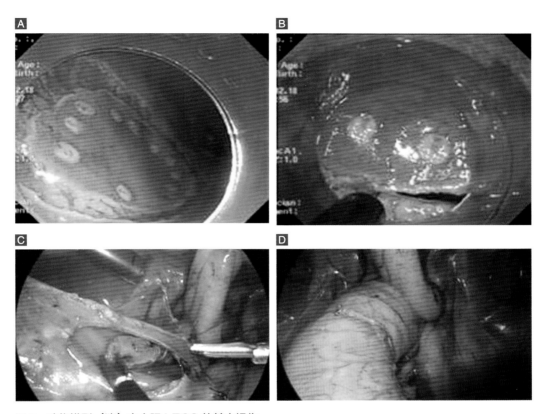

图3 动物模型（猪）中大肠 LECS 的基本操作

**A**：应用 ESD 技术，切开病变周围的黏膜形成"轨道"。

**B**：沿着"轨道"切开。

**C**：当浆膜肌层切开至约 3/4 周时，在腹腔镜下使用超声刀将剩下的 1/4 周切除。在内镜下经肛取出标本。

**D**：在肠管的开放部使用直线闭合器关闭创口。

## 大肠 LECS 的适应证

　　大肠 LECS 的对象为使用 ESD 或 EMR 穿孔风险较高的肿瘤，行局部完全切除能达到根治的大肠病变。因此，以下均为大肠 LECS 的适应证（图4）：

1. 内镜治疗或经肛门的内镜治疗下的微创外科（transanal endoscopic microsurgery，TEM），肝动脉栓塞术（transcatheter arterial emboliztion，TAE）等局部治疗后再发的病变中，提示伴有广泛瘢痕的、纤维化较强的浸润深度为 M 的黏膜内癌，以及中度～高度异型增生的腺瘤（Vienna 分类，3、4、5-1 类别）。

2. 黏膜下肿瘤。

3. 伴有憩室的黏膜癌及中度～高度异型增生的腺瘤。

　　对于以上适应证的判断，应通过白光、NBI 放大观察以及对 pit pattern 的观察进行细致的定性诊断及浸润深度的诊断，这是很重要的。

## 讨论

　　对于早期大肠癌的内镜下治疗，通常首先考虑其安全性及根治性。对于轻视安全性的治

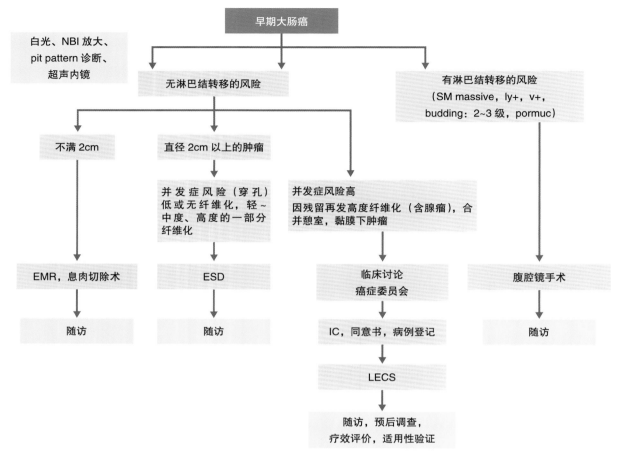

图 4　大肠 LECS 的适应证及流程

疗技术，即使结果是成功的，也是冒险主义，不能作为标准治疗。

穿孔是大肠 ESD 中最大的并发症。在过去 7 年的英文杂志对于大肠 ESD 的治疗效果的报道中，完整切除率为 80%~98.6%（平均 90.8%），穿孔率为 1.4%~10.0%（平均 4.9%），出血率为 0.7%~4.0%（平均 1.5%），可以看出疗效有一定的差异。其中主要与适应证的选择和术者的技术水平、手术方式、内镜相关器械等因素有关。

Tanaka 等在日本的 194 个中心进行了问卷调查，对 8 303 例大肠 ESD 进行了分析，并发症的发生状况为穿孔占 4.1%，迟发性穿孔占 0.7%，术中出血占 0.34%，术后出血占 1.6%。此外，Oka 对大肠癌研究会进行的 EMR、ESD 治疗成果的全国统计进行了报道，其中，穿孔发生率在 36 083 例 EMR 中有 33 例，占 0.09%；而在 688 例 ESD 中有 23 例，占 3.3%。

如前所述，ESD 不能完全切除及发生穿孔的重要因素是高度的纤维化、黏膜下层高度癌浸润以及内镜操作不当。其中，黏膜下层高度癌浸润在以往是 ESD 的适应证，使用气囊内镜或套管进行操作，使操作性有改善的空间。因此，克服屏风状的高度纤维化病变是其最大的难关，是 ESD 的极限区域。

笔者等设计的大肠 LECS 通过使用日本开发的 ESD 技术可确保正确的侧方切缘，此外，使用 crown 法预防污染及肿瘤播散这一点，与欧美使用双镜联合（combined laparoscopic-endoscopic surgery，CLER）进行的全层切除（full-thickness resection device，FTRD）完全不同。肠管切除术曾由 Feussner 和 Wilhelm 等报道过。本法是对难以进行内镜治疗的病例通过息肉摘除术或 EMR 与腹腔镜手术相结合的一种方法，也有报道称其残留再发率为 13%，尚缺少有关内镜切除的可靠性的报道。

大肠 ESD 使得以往内镜治疗困难的大肠肿瘤可整块切除，开拓了新的治疗方法，但随着逐步普及，其极限区域也渐渐明了，即穿孔风险较高的高度纤维化的病变或合并有憩室的病例，以及涉及固有肌层的黏膜下肿瘤（submucosal tumor，SMT）。大肠 LECS 既能保留肠管的连续性（保存其功能），又能进行根治性的局部切除，填补了 ESD 及 LAC 之间的空白，是一种兼具安全性和根治性的治疗方法。

## 结语

在大肠肿瘤 ESD 中，高度纤维化的病变是无法剥离的穿孔高危因素，即存在极限区域。大肠 LECS 克服了包括上述病例的内镜下治疗困难的病例，是一种安全的、可根治的、有用的治疗方法。

## 文献

[1] Deyhle P，Seuberth K，Jenney S，et al：Reports on new instruments and new method–Endoscopic polypectomy on the proximal colon–. Endoscopy 1971；2：103–105.

[2] 細川浩一，吉田茂昭：早期胃癌の内視鏡的黏膜切除．癌と化学療法 1998；25：476–483.

[3] 小野裕之，後藤田卓志，近藤　仁ほか：IT ナイフを用いた EMR– 適応拡大の工夫．消化器内視鏡 1995；11：675–681.

[4] Tamegai Y，Saito Y，Masaki N，et al：Endoscopic submucosal dissection：a safe technique for colorectal tumors. Endoscopy 2007；39：418–422.

[5] Tanaka S，Oka S，Kaneko I，et al：Endoscopic submucosal dissection for colorectal neoplasia：possibility of standardization. Gastrointest Endosc 2007；66：100–107.

[6] Fujishiro M，Yahagi N，Kakushima N，et al：Outcomes of endoscopic submucosal dissection for colorectal epithelial neoplasms in 200 consecutive Cases. Clin Gastroenterl Hepatol 2007；5：678–683.

[7] Toyonaga T，Man–I M，Ivanov D，et al：The results and limitation of endoscopic submucosal dissection for colorectal tumors. Acta Chir lugosl 2008；55：17–23.

[8] Saito Y，Fukuzawa M，Matsuda T，et al：Clinical outcome of endoscopic submucosal dissection versus endoscopic mucosal resection of large colorectal tumors as determined by curative resection. Surg Endosc 2009；24：343–352.

[9] Isomoto H，Nishiyam H，Yamaguchi N，et al：Clinicopathological factors associated with clinical outcomes of endoscopic submucosal dissection for colorectal epithelial neoplasms. Endoscopy 2009；41：679–683.

[10] Niimi K，Fujishiro M，Kodashima S，et al：Long–term outcomes of endoscopic submucosal dissection for colorectal epithelial neoplasms. Endoscopy 2010；42：723–729.

[11] Lee EJ，Lee JB，Choi SC，et al：Clinical risk factors for perforation during endoscopic submucosal dissection (ESD) for large–sized，nonpedunculated colorectal tumors. Surg Endosc 2012；26：1587–1594.

[12] Takeuchi Y，Ohta T，Matsui F，et al：Indication，strategy and outcomes of endoscopic submucosal dissection for colorectal neoplasm. Dig Endosc 2012；24：S100–104.

[13] Hotta K，Yamaguchi Y，Saito Y，et al：Cirrent opinions for endoscopic submucosal dissection for colorectal tumors from our experiences：indications，technical aspects and complications. Dig Endosc 2012；24：S110–116.

[14] 為我井芳郎，大嶋隆夫，長沖祐子ほか：大腸 ESD のコツとピットフォール；胃と大腸の違いを含めて，8）大腸腫瘍に対する安全な ESD—外付け Water Jet System 装着アタッチメントを用いて．早期大腸癌 2006；10：531–538.

[15] 為我井芳郎，斎藤幸夫，正木尚彦ほか：大腸 ESD の技術修得とそのための条件．胃と腸 2007；42：1115–1126.

[16] 為我井芳郎：第 5 章，線維化を伴う病変の切除とその手技の実際．3）黏膜下層に中等度から高度の線維化を伴った病変の ESD．田中信治編，症例で身につける消化器内視鏡シリーズ，大腸 EMR・ESD．羊土社，東京，2008，221–229.

[17] 為我井芳郎：第 8 章，大きくて一括 EMR で切除できない場合の切除とその手技の実際．3）切除手技の選択．田中信治編：症例で身につける消化器内視鏡シリーズ，大腸 EMR・ESD．羊土社，東京，2008，286–292.

[18] 為我井芳郎，石川寛高，今井瑞香ほか：「大腸 ESD– 私の工夫」線維化を伴う病変に対する大腸 ESD の工夫．消化器の臨床 2012；15：98–103.

[19] Fukunaga Y，Tamegai Y，Chino A，et al：New technique of en bloc resection of colorectal tumor using laparoscopy and endoscopy cooperatively (laparoscopy and endoscopy cooperative surgery– colorectal). Dis Colon Rectum 2014；57：267–271.

[20] Hayashi N，Tanaka S，Nishiyama S，et al：Predictors of incomplete resection and perforation associated with endoscopic submucosal dissection for colorectal tumors. Gastrointest Endosc 2014；79：427–435.

[21] 比企 N，Yamamoto Y，Fukunaga Y，et al：Laparoscopic endoscopic cooperative surgery for gastrointestinal stromal tumor dissection. Surg Endosc 2008；22：1729–1735.

[22] Tanaka S，Tamegai Y，Tsuda S，et al：Multicenter questionaire on the current situation of colorectal endoscopic submucosal dissection. Dig Endosc 2010；22：S2–8.

[23] Oka S，Tanaka S，Kanao H，et al：Current status in the occurrence of postoperative bleeding，perforation and residual/local recurrence during colonoscopic treatment in Japan. Dig Endosc 2010；22；376–380.

[24] von Renteln D，Schmidt A，Vassiliou MC，et al：Endoscopic full–thickness resection and defect closure in the colon. Gastrointest Endosc 2010；71：1267–1273.

[25] Feussner H，Wilhelm D，Dotzel V，et al：Combined endoluminal and endocavitary approaches to colonic lesions. Surg Technol Int 2003；11：97–101.

[26] Wilhelm D，Delius S，Weber L，et al：Combined laparoscopic–endoscopic resection of colorectal polyps：10–year experience and follow–up. Surg Endosc 2009；23：688–693.

# 大肠 LECS
# ——从外科医生的立场看

**福长洋介**
癌研有明医院消化中心外科

大肠领域的双镜联合手术（laparoscopy and endoscopic cooperative surgery，LECS）还在发展过程中，实际上在日本也还未得到普及。另一方面，2000 年海外已经报道了与此相同的技术——腹腔镜辅助的结肠镜下息肉摘除术（laparoscopic-assisted colonoscopic polypectomy）。最近德国的 Winter 和 Wilhelm、美国的 Yan 等以腹腔镜结肠镜组合法（combined laparoscopic colonoscopic approach）命名并报道了其有效性。但是，所报道的技术都是在内镜下使用所谓的息肉摘除术将巨大的息肉切除，万一肠管发生穿孔时，则在腹腔镜下进行辅助处理，与在胃的领域报道的 LECS 技术不尽相同。

纯粹地使用 LECS 这个名称代表技术的话，那这个名称有相当广泛的意义，上面所说的海外的腹腔镜辅助下进行内镜操作也包含在内。只是，将不多不少地切除肠管（比企等称为胃壁）作为其最大的优势进行本操作的话，可正确地在内镜下决定距肿瘤的距离，并且在行全层切除后，可安全地在腹腔镜下缝合关闭肠管缺损部位。现在在海外的诸多报道中，局部再发率较高，术后发生并发症的概率也高。

笔者将上述比企等提倡的手术应用到大肠肿瘤中进行恰当的切除，不是节段性切除，而是只在肿瘤部位做楔形切除，现就其适应证及操作进行介绍。

## 适应证

大肠肿瘤中适合手术切除的疾病：上皮性肿瘤中的癌和腺瘤，表现出黏膜下肿瘤形态的间叶性肿瘤中的类癌、平滑肌肉瘤、间质瘤（gastrointestinal stromal tumors，GIST）。对于表现黏膜下肿瘤形态的病变，根据术前的图像难以确诊，所以大多为了明确诊断将其作为切除的适应证。随着近年来日本 ESD 的发展，上皮性病变中的腺瘤多为内镜切除的适应证。对于黏膜下深部浸润的癌，淋巴结转移的可能性超过 10%，常需行伴淋巴结清扫的肠管切除（一直是作为针对癌的根治性手术）。

如上，上皮性肿瘤中适合大肠 LECS 的只是很小一部分内镜治疗（主要为 ESD）困难的病例。详细内容在内镜治疗相关章节进行叙述。

## 手术操作

### 腹腔镜下手术穿刺孔的设置（图 1）

根据几乎定型的腹腔镜下大肠切除的原则进行设置。在脐部进行切开，留置 12mm 的观察孔。根据病变位置的不同，其他穿刺孔的位置会有一些变化，一般在患者左右的上下各留

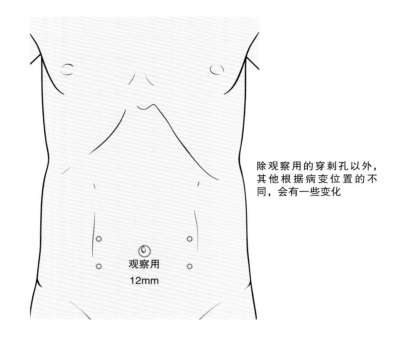

除观察用的穿刺孔以外，其他根据病变位置的不同，会有一些变化

观察用
12mm

图1　穿刺孔的设置

置一个穿刺孔。一个穿刺孔为了能够插入缝合肠管用的切割闭合器，需使用 12mm 的，而其他的使用 5mm。使用 $CO_2$ 以 8 ~ 10mmHg 进行气腹。

## ●腹腔镜下的操作

1. 在内镜下确认病变后，如同在内镜治疗专题所详细描述的一样，进行黏膜下层的切开，在某一点进行全层切离（图2、图3）。同时，在腹腔镜下也确认同一部位，确保在内镜及腹腔镜下确认病变的位置。这个时候使用透过光容易确认病变的位置（图4）。有必要明确病变所在的部位占肠管的比例。对于横结肠有必要预先分离大网膜（图5）。如果位于肠系膜对侧，比较容易；若位于肠系膜侧，则有必要使用超声刀处理肿瘤所在部位的直动静脉（图6、图7）。充分完成血管处理后，有必要联合内镜进一步精准地确定肿瘤边缘的位置。之后，在肿瘤边缘的 3 ~ 4 点处缝线标记（图8），通过缝线将其向腹侧吊起，使肿瘤位置牵向腹侧，防止肠内的液体漏出。

2. 内镜下切开 3/4 周后，在腹腔镜下使用超声刀沿着黏膜切开线，将最后的 1/4 周切离（图9、图10）。最后切下的标本在内镜下从肠管内经肛门取出。

3. 对肠管开放的部位，沿着肠管的长轴方向，使用切割闭合器进行外翻缝合关闭（图11）。首先设定开放肠管的两端，在两端各使用 4-0 PDS 缝合线进行全层缝合。在其中间点也使用缝合线进行全层缝合。即分两次对开放的缺损部进行外翻缝合，先将面前的 1/2 进行闭锁，将一端缝线和中间缝线之间再全层缝合一针，吊起这 3 点，使用切割闭合器进行全层缝合。之后，对剩下的 1/2 进行关闭。在已缝合关闭的缝合线的一端使用缝线进行全层缝合，与最初留置的另一端之间的中点也使用缝线进行全层缝合（图12）。必要时需要追加浆膜缝合。最后洗净腹腔并确认没有出血后结束。

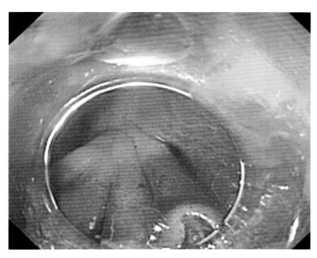

图 2　通过内镜进行黏膜下层切开①

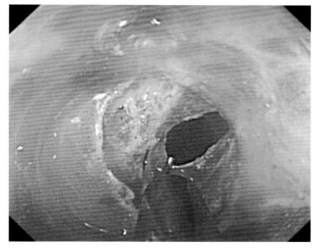

图 3　通过内镜进行黏膜下层切开②

使用透过光容易确认位置

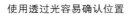

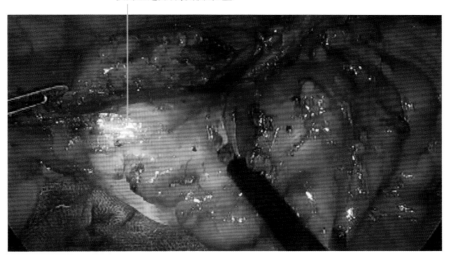

图 4　使用透过光确认位置

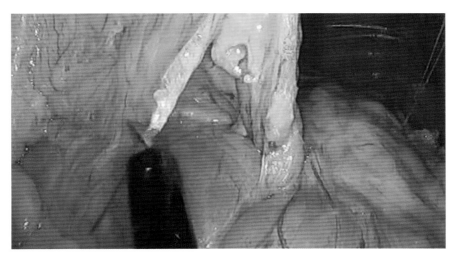

图 5　病变在横结肠上侧剥离大网膜

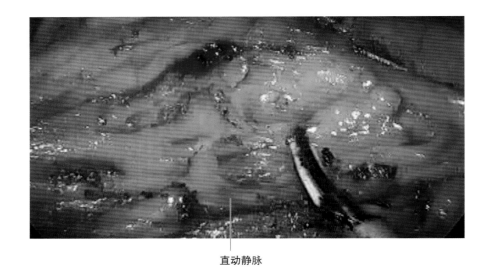

直动静脉

图 6　**处理直动静脉①**

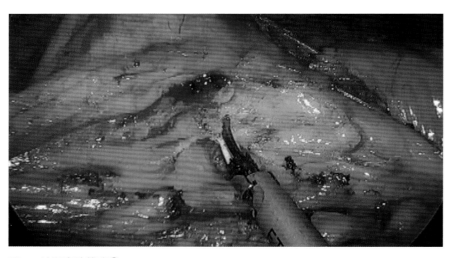

图 7　**处理直动静脉②**

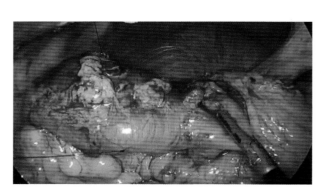

图 8　**吊起病变部**

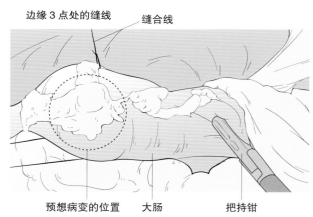

边缘 3 点处的缝线　　缝合线

预想病变的位置　　大肠　　把持钳

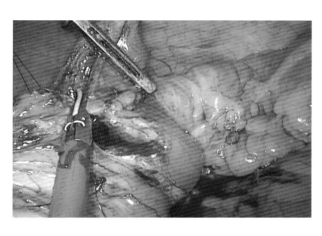

缝合线　肠钳

超声刀

图 9　腹腔镜下切开附着的肠壁①

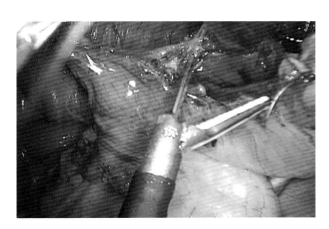
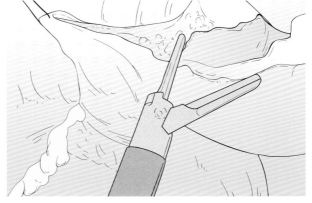

图 10　腹腔镜下切开附着的肠壁②

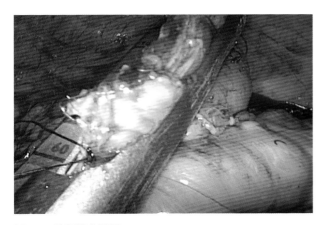

图 11　外翻缝合关闭

十二指肠、大肠肿瘤的LECS

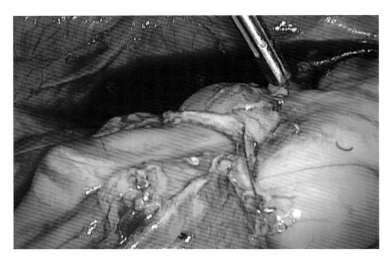

图 12 **使用切割闭合器闭合后**

## 关键点

### 血流障碍

在内镜和腹腔镜下精准确定病变的位置是其重点。大肠不像胃那样有较大的空间。此外，因为肠管其他部位的扩张，在腹腔镜下处理病变将变得困难，因为这些原因，对合肠管的位置比较困难。如前所述，当病变存在于肠系膜侧的时候，有必要在精确定位下对结肠直动脉进行处理，如果错位的话，这会成为血流障碍的重要原因。

### 缝合闭锁部的狭窄

结肠的内腔没有胃那么大，如果闭锁肠腔的方向与肠管轴的方向一样时，将会发生狭窄。切除病变部分关闭管腔缺损部分时，对其两端的标识是最重要的。认真确认肠管的走行，如果横向闭合缺损的话，切割闭合后的肠腔仍然是通畅的。

### 肠管内容物的漏出及肿瘤接触腹腔内的组织脏器

术中向腹腔内开放肠管最大的缺点，是不洁的肠管内容物漏出污染腹腔以及肿瘤细胞直接接触腹腔内的脏器。在确认病变部位后，有必要在腹腔镜下使用缝线吊起切除范围的肠管，以防止这些问题的发生。即使今后考虑将适应证扩大至上皮性肿瘤（黏膜内癌），这个工作也是必要的。

## 文献

[1] Franklin ME Jr，Diaz-E JA，Abrego D，et al：Laparoscopic-assisted colonoscopic polypectomy. The Texas Endosurgery Institute experience. Dis Colon Rectum 2000；43：1246-1249.

[2] Winter H，Lang RA，Spelsberg FW，et al：Laparoscopic colonoscopoic rendezvous procedures for the treatment of polyps and early stage carcinomas of the colon. 2007；22（11）：1377-1381.

[3] Wilhelm D，von Delius S，Weber L，et al：Combined laparscopic-endoscopic resections of colorectal polyps：10-year experience and follow-up. Surg endosc 2009；23：688-693.

[4] Yan J，Trencheva K，Lee SW，et al：Treatment for right colon polyps not removable using standard colonoscopy：combined laparoscopic-colonoscopic approach. Dis Colon Rectum 2011；54：753-758.

[5] 比　企 N，Yamamoto Y，FukunagaT，et al：Laparoscopic and endoscopic cooperative surgery for gastrointestinal stromal tumor dissection. Surg endosc 2008；22：1729-1735.

[6] Fukunaga Y，Tamegai Y，Chino A，et al：New technique of en bloc resection of colorectal tumor using laparoscopy and endoscopy cooperatively（laparoscopy and endoscopy cooperative surgery – colorectal）. Dis Colon Rectum 2014；57：267-271.

十二指肠、大肠肿瘤的 LECS

# IV

其他

# 临床工程师的作用

**竹中　诚[1]，布部创也[2]，比企直树[2]**

[1] 癌研有明医院 ME 中心，[2] 癌研有明医院消化外科

内镜手术中要使用腹腔镜装置等许多手术设备。临床工程师（clinical engineer，CE）的工作是设置各种机器参数，应对设备可能出现的问题，保养设备。行 LECS 时，电子内镜和电子腹腔镜是必需的设备，这些电子设备的及时调控也是必需的。

## LECS 中主要的医疗设备

- **腹腔镜装置**

　　腹腔镜摄像系统，光源装置，气腹装置（图 1）。

　　镜头及硬质光学视管（图 2）。

- **录像装置**

　　手术视频录制时，因为摄像系统可输出数字信号，可通过各种装置进行高清录像（图 3）。

- **内镜装置**

　　录像系统，光源装置（图 4）。

　　纤维内镜（图 5）。

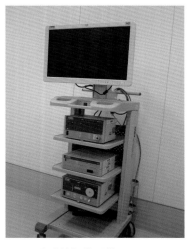

图 1　腹腔镜摄像系统

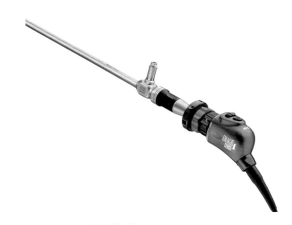

图 2　镜头及硬质光学视管

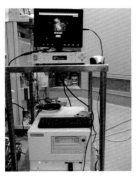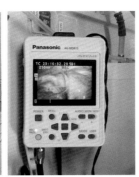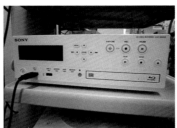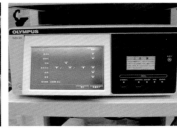

图 3 　**录像装置**

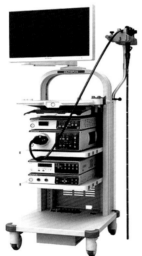

图 5 　**纤维内镜**

图 4 　**内镜系统**

### 电刀装置

　　最近的电刀不仅可单纯进行切开或凝固，还出现了各种各样的模式。例如：通过变动手柄可分开使用切开及凝固模式的 covidien 公司的 ForceTriad® （图 6）Valeyab 模式、可行无放电凝固进行组织止血的 ERBE 公司的 VIO® （图 7）SOFT COAG 模式，这些模式都是最近经常使用到的，术者可以根据用途选择电刀种类。

### 血管闭合装置（vessel sealing）

　　通过使用双极电刀凝固作用的技术，可切离、封闭直径达 7mm 的血管及淋巴管。目前有 ethicon 公司的 ENSEAL® （图 8）及 covidien 公司的 LigaSure® （图 9）。

### 超声刀

　　超声刀是通过超声波振动切离、凝固组织的装置，目前有 ethicon 公司的 HARMONIC® （图 10）和 covidien 公司的 SONICISION® （图 11）。进行剥离、凝固、切离时，其对精细的操作有所帮助，多用于代替电刀。

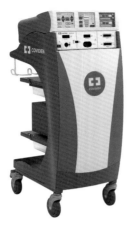

图 6　ForceTriad®

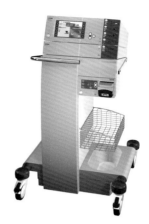

图 7　VIO®

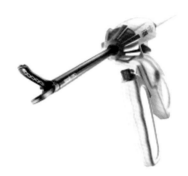

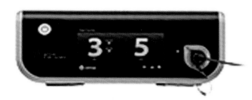

图 9　LigaSure®

图 8　ENSEAL®

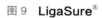

图 10　HARMONIC®

图 11　SONICISION®

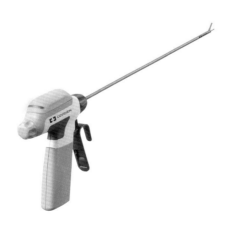

# 胃外科 LECS 的设置

## 手术开始前

1. 准备腹腔镜系统，通过色彩条块确认摄像系统的工作状态。确认光源装置是否能点亮及灯泡的使用时间，检查气腹装置，打开 $CO_2$ 储气罐的开关，确认可以送气并检查 $CO_2$ 的剩余量。

2. 对于内镜系统，连接纤维内镜，在显示器上确认其运作情况及是否能点亮光源。准备输送 $CO_2$ 的送气装置、送水器及内镜电刀装置。

3. 确认摄像系统的连接，通过色彩条块确认画面，进行录像系统参数的设置。

## 手术开始时

1. 进入麻醉状态后，患者取分腿位，准备腹腔镜装置和手术设备（图 12）。

2. 消毒、铺单后，连接摄像头连接线、光源线、气腹套管，确认显示器上出现画面。录像装置也一样，在显示器上确认图像。

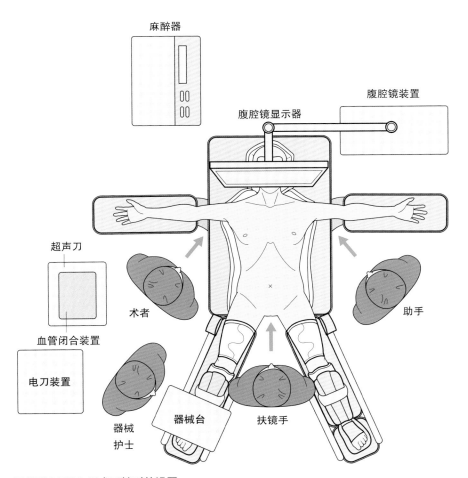

图 12　胃外科 LECS 手术开始时的设置

于患者头部上方放置腹腔镜显示器，在一台显示器下进行操作。

3. 在术野中完成硬质光学视管、镜头、光源线的连接，点亮光源装置，将硬质光学视管的前端对准纱布矫正白平衡。

4. 插入观察孔后开始气腹。这时要注意是否有异常的气腹压，压力高的话也有可能是因为穿刺器没有插入腹腔内，这时须停止充气。此外，因为迷走神经反射可能会使心率降低，要注意心电图的声音。

5. 将硬质光学视管插入腹腔内，在显示器上确认腹腔内的图像，开始录像。之后，插入钳子用的操作孔，开始外科手术。

## ● 手术中

1. 在外科操作下处理完腹腔内的血管后，设置内镜系统（图13）。在设置好内镜的 $CO_2$ 送气泵、送水泵、电刀后，由内镜医生插入纤维内镜，开始操作。这时要降低腹腔镜侧光源的亮度至不妨碍内镜视野。

2. 在内镜下完成切离胃黏膜后，因为是在外科操作下切除肿瘤，这时要提高腹腔镜光源的亮度。切除肿瘤后，如果从腹腔内取出的话，先暂时停止气腹，取出肿瘤后再恢复气腹。

3. 进行创口的关闭。为了确认断端，在使用透过光进行观察时，将腹腔镜光源的亮度调至最低，内镜装置调至透过光模式（图14）。

4. 经内镜确认胃内部后，退出纤维内镜。

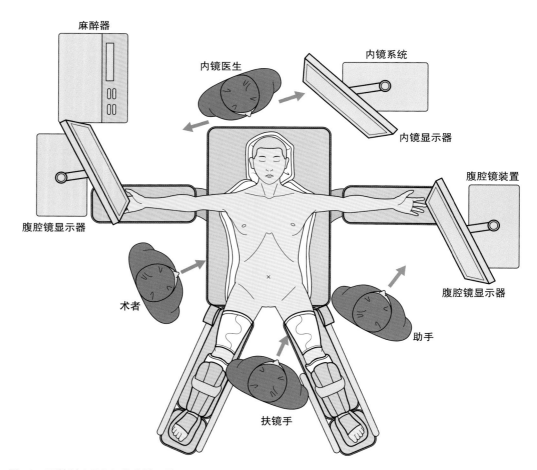

**图13　胃外科 LECS 的内镜系统设置**

进行内镜操作时，将腹腔镜系统向患者的左侧移动，内镜装置尽可能地设置在患者的头侧。此外，为了必要时进行观察，在患者的右侧设置内镜医生观察用的腹腔镜显示器。

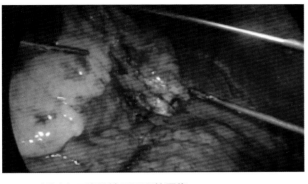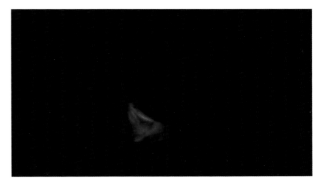

图 14　透过光下腹腔镜显示器的图像

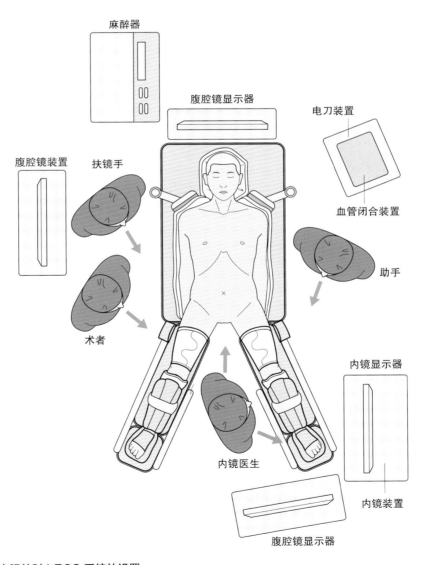

图 15　**大肠外科 LECS 系统的设置**

在患者左下肢放置内镜装置，内镜医生位于患者两腿之间进行操作。外科医生侧看位于左下肢的腹腔镜显示器进行操作。

## 手术结束时

1. 结束外科手术拔除穿刺器后，结束气腹。关闭摄像系统、光源装置。卸下摄像连接线、光源线、气腹套管。
2. 如果摄像连接线在打开的状态下卸下的话，有可能会导致故障，应注意。之后，在目视下检查硬质光学视管及光源线。

# 大肠外科 LECS 系统的设置

大肠外科 LECS 的机器配置因疾病部位的不同而有所差异，内镜医生站在患者两腿之间进行纤维内镜的操作，在患者的头侧设置腹腔镜显示器进行观察（图 15）。

# 临床工程师在内镜外科手术中的角色

在内镜外科中因为要使用腹腔镜设备、电刀、各种手术设备等较多的医疗机器，所以有必要让临床工程师进行术前的初始检查、处理手术中器械操作及术中出现的问题、术后收拾及结束时设备的检查、定期检查机器，还需要他们在术中通过观察，早期发现机器的故障并处理。

今后，随着内镜手术越来越多，临床工程师的作用也越来越大。

## 文献

[1] 外科診療における材料・器具・装置のすべて. 外科 2005；67（12）.
[2] 田村君英，並木　薫：手にとるようにわかる内視鏡室運営マニュアル. ベクトル・コア，東京，2007.
[3] 関東腹腔鏡下胃切除研究会：腹腔鏡下胃切除術——一目でわかる術野展開とテクニック，第 2 版. 医学書院，東京，2010.
[4] 上西紀夫編：鏡視下食道癌手術と肥満の外科治療. DS NOW 10，メジカルビュー社，東京，2010.
[5] 桜木　徹：わかりやすい電気メスの本. 金原出版，東京，2014.

# LECS 相关基础
# 及展望

# 消化道间质瘤（GIST）

**芝崎秀儒，西田俊朗，木下敬弘**
国立癌研究中心东医院胃外科

10 多年前，外科切除是消化道间质瘤（gastrointestinal stromal tumor，GIST）唯一的治疗方法。1998 年，人们首次在间质瘤中发现功能获得型 KIT 基因变异，在 2001 年报道了作为 KIT、PDGFRA 阻滞剂的伊马替尼对进展、再发的间质瘤有效果以后，才逐步确立了伊马替尼、舒尼替尼、瑞戈非尼等分子靶向药物的治疗。随着这些变化，日本的《GIST 诊疗指南》也在 2008 年 3 月出版了第 1 版，2008 年 11 月出版了第 2 版，2010 年 11 月出版了第 2 版修订版，2014 年 4 月出版了第 3 版，不断地进行了修正和完善。

在本章中，将针对 GIST 的诊断、外科治疗进行介绍。

## GIST 的发生

GIST 主要发生于消化道的肌层，是调节肠道运动的 Cajar 间质细胞相关的细胞来源的间叶组织肿瘤，多数作为黏膜下肿瘤（submucosal tumor，SMT）被发现。

目前，以 KIT、PDGFRA 为主的许多基因变异作为发生原因已被报道，这些始动基因是相互排他的。临床上 GIST 的发生频率为 1~2 人 /10 万人，无性别差异，好发于 60 多岁的中老年人。

在日本，有不少无症状下在检查中被发现的胃间质瘤患者，与欧美相比，胃来源频率较高，来源为胃的占 70%（欧美为 50% ~ 60%），小肠的占 20%（欧美为 30%），来源于食道、大肠都在 5% 以下，也有极少见的消化道外（腹膜、肠系膜、后腹膜等）来源的间质瘤。胃来源的间质瘤中，贲门至胃体上部出现的概率较高，小肠间质瘤在十二指肠 ~ 近端空肠出现的概率较高。大肠间质瘤中，直肠特别是肛提肌正上方的下部直肠（Rb）处较多，食管间质瘤多发生于食道下部。

GIST 无特异性症状，出血（伴随而来的贫血）、腹痛、腹部饱胀等症状较多。

## 诊断

大多数 GIST 作为黏膜下肿瘤而被发现。因此，与其他黏膜下肿瘤的鉴别诊断或判断是否有必要进行外科手术是很重要的。这时，内镜、超声内镜、CT 等影像学诊断十分重要。最终确诊要依靠病理学检查，在 HE 染色下显示为间质瘤的组织像、免疫荧光下表达 KIT、DOG1、CD34 蛋白，便可诊断。通过一般的内镜检查进行术前组织采样及病理诊断大多比较困难，为了能进行可靠的诊断，有必要使用超声内镜引导下细针穿刺活检（endoscopic ultrasound-guided fine-needle aspiration biopsy，EUS-FNAB）进行病理诊断。在日常临床中，术前诊断为有必要进行外科手术的黏膜下肿瘤，术后病理又诊断为间质瘤的情况也不在少数。

日本的《GIST 诊疗指南》所推荐的黏膜下肿瘤的治疗方针如图 1 所示。推荐外科治疗的黏膜下肿瘤为：①有症状；②肿瘤直径在 5cm 以上；③组织学上为恶性肿瘤（包含像间质瘤一样的具有潜在恶性可能的疾病）；④临床上伴有恶性表现（边缘不整，有增大的倾向，内部不均一）的黏膜下肿瘤。肿瘤直径小于 2cm 的黏膜下肿瘤中，没症状的且无恶性临床表现（内镜检查发现存在溃疡、边缘不规则、变大）的推荐随访观察。在日本的指南中，如果组织学上诊断为 GIST 的话，则建议进行外科手术。而 NCCN 的指南中，基于内镜医生丰富的临床经验，即使是在组织学上诊断为 GIST，如果直径在 2cm 以下，EUS 下没有怀疑为恶性的表现（内部回声不均一，边界不规整，有囊腔，溃疡形成，强回声灶），也可以一年行 1~2 次 EUS 进行随访。在组织学上，GIST 是否均为恶性、微小间质瘤等小间质瘤的临床意义及其自然病史等，不明的地方仍较多，还有讨论的余地，对于 2cm 以下的小间质瘤的手术指证仍不明确。现在，日本正在进行关于小的黏膜下肿瘤自然病史的多中心前瞻性观察研究。

# GIST 和 SMT 的外科治疗

对于可切除的 GIST 和有治疗必要的 SMT 进行治疗，第一选择为外科的完整切除。GIST 主要通过血行转移，通过淋巴结转移的可能性非常小，在外科手术中，不推荐进行预防性或系统性的淋巴结清扫，多考虑到保留脏器功能而进行部分切除。在 GIST 向腹膜播种中，较少伴有腹水，在腹腔内多形成岛状的肿瘤结节。因为在外科手术时损伤包膜导致播种再发率

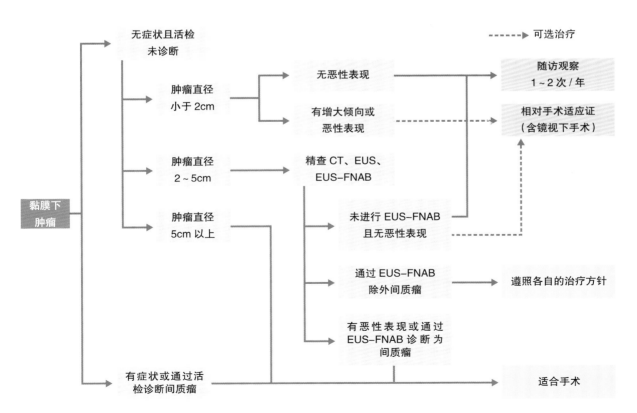

图 1　胃黏膜下肿瘤（SMT）的治疗方针

高，所以在外科治疗中，为了不损伤肿瘤包膜，在外科上要确保安全的边缘空间（可能的话，通常在1cm左右），有必要确保肉眼下断端的阴性。随着肿瘤的进展，GIST会浸润邻近的脏器。发生粘连时，为了防止包膜损伤及肿瘤细胞向腹腔内播种，可能的话，有必要将其同肿瘤一并切除。对于像这种不伴有转移的、可切除的局部进展性GIST，目前有的进行新辅助化疗。在新辅助化疗中，每日使用伊马替尼400mg，对于有效果的病例，直到确认肿瘤消失需要大约6个月的药物治疗，在这之后进行外科切除（图1）。

对于没有行淋巴结清扫的必要，较少表现为浸润性发展的GIST来说，推荐考虑保留脏器功能后进行部分切除，对于比较小的、5cm以下的GIST进行腹腔镜下手术的情况较多。对于GIST的腹腔镜下手术，虽然没有前瞻性的、含有未接受治疗的对照组的临床试验，但从胃GIST的回顾性研究中可知，对于5cm以下的GIST的腹腔镜下手术，与开腹手术相比，创伤较小，但肿瘤的预后与开腹手术没有明显差异。虽然也有关于5cm以上的GIST进行腹腔镜手术的有效性及安全性的报道，但目前来说，对于比较大的GIST，推荐在熟悉GIST的多学科肉瘤团队的管理下，考虑好发部位（大弯还是小弯，或者是否靠近食管胃连接部等）、发育形式（管内发育型还是管外发育型），对应术者的腹腔镜手术技术，以患者的安全性（不引起包膜损伤）优先，选择腹腔镜下手术（图2）。

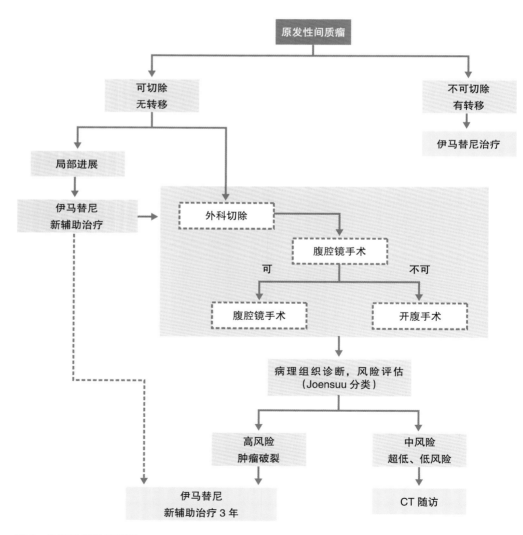

图2　GIST的治疗流程

对于胃体上部的食管－胃连接部（EGJ）附近的GIST、小弯侧肿瘤、幽门环附近肿瘤的腹腔镜下手术，为了确保安全且可靠的最小的外科边缘，防止术后胃腔变形及狭窄，推荐同时进行术中内镜。由于LECS手术可以尽可能地保留胃，同时能保证足够的安全外科边缘，目前被渐渐推广。像这种在手术中同时使用内镜的方法，现在也属于保险的适用范围之内。

在外科切除后，推荐以从病理组织诊断得来的核分裂数、临床上的肿瘤直径、肿瘤发生部位、是否有肿瘤破裂得来的Joensuu基准为基础，进行风险分类。通过Joensuu分类诊断为高风险GIST的时候，推荐进行基础的3年伊马替尼的新辅助治疗（图2）。但是，在基因检测中发现PDGFRA基因exon 18中D842V变异或为野生型GIST时，则不建议进行伊马替尼的新辅助治疗。

## 结语

GIST是由几个始动基因变异产生的消化道间叶组织的恶性肿瘤。对于可切除的GIST，最佳选择为外科切除。除了外科的完全切除以外，无法得到根治性治疗。对于GIST，其淋巴结转移率较小，推荐考虑保留脏器功能的部分切除。GIST是腹腔镜手术的良好适应证，但是，因其多位于胃体上部及食管胃连接部，推荐在手术中同时使用内镜的术式，如LECS。

## 文献

[1] 柳澤昭夫ほか：GIST診療ガイドライン第3版. 日本癌治療学会他（編），金原出版，東京，2014.

[2] Demetri GD，xon Mehren，Antonescu CR，et al：NCCN Task Force report：update on the management of patients with gastrointestinal stromal tumors. J Natl Compr Canc Netw 2010；8（Suppl 2）：S1－S44.

[3] Joensuu H，Hohenberger P，Corless CL，et al：Gastrointestinal stromal tumour. Lancet 2013；382（9896）：973–983.

[4] ESMO/European Sarcoma Network Working Group：Gastrointestinal stromal tumors：ESMO Clinical Practice Guidelines for diagnosis，treatment and follow-up.
Ann Oncol 2012；23 Suppl 7：vii49–55.

[5] Nishida T，Kawai N，Ymaguchi S，et al：Submucosal tumors：comprehensive guide for the diagnosis and therapy of gastrointestinal submucosal tumors. Dig Endosc 2013；25：479–489.

[6] Bischof DA，Kim Y，Dodson R，et al：Open versus minimally invasive resection of gastric GIST：a multi-institutional analysis of short- and long-term outcomes. Ann Surg Oncol 2014；21（9）：2941–2948.

[7] 比企N，Nunobe S，Matsuda T，et al：Laparoscopic endoscopic cooperative surgery（LECS）. Dig Endosc. 2014 Nov 13.［Epub ahead of print］

# LECS 中软性内镜的清洁操作

**森 宏仁**
香川大学医学部消化、神经内科学 / 爱媛劳灾医院外科

在外科手术中，从切开皮肤到进入腹腔这一过程，正常菌群、结核菌、丝状真菌、芽孢菌、病毒等的感染都有可能是造成感染的原因，因此，一般通过手术消毒的方法使正常菌群从 $10^5$ 减少到 $10^2$ 个，以抑制术野的污染。

而在 LECS 中，由于软性内镜要经口腔插入胃内，因此，一定会暴露于口腔内的细菌中，但目前仍没有系统地研究从口腔至胃内清洗及消毒的方法。在 LECS 中，软性内镜要从管腔向腹腔内暴露，在此过程中，像外科手术那样使用碘伏是否有效，使用生理盐水、蒸馏水进行洗净是否有效仍然不明，也没有相关报道。

## 笔者的探讨

本文以诊断为胃间质瘤（GIST）行 LECS 的 16 例患者为对象进行比较。

其中 10 例不行术前系统清洗，只对发现 *Helicobacter Pylori* 感染的患者进行抗菌治疗。前一天开始每日使用质子泵抑制剂 1 次。软性内镜不进行环氧乙烷灭菌，而使用由普通的 2.4% 戊二醛（Cidex，Johnson & Johnson，Irvine，Calif）消毒。内镜医生不洗手，不在外科医生的清洁区域进行操作，站在患者头侧进行操作。适时对胃内进行洗净。在结束 LECS 后，在腹腔内使用 1000mL 生理盐水清洗腹腔。

其中 6 例进行术前系统清洗，在前一日开始每日使用 30mg 质子泵抑制剂 1 次。前一天睡前使用碘伏漱口 5 次以洗涤口腔。LECS 当日，在术前 3h 和 30min 同样使用碘伏漱口。用临床上漱口用的纯净水将碘伏稀释至 0.45% 聚乙烯吡咯酮碘液后，进行咽部清洗。在洗净胃前，为了对胃内细菌进行培养，在开始 LECS 前，使用 20mL 蒸馏水在胃内均匀喷洒，使用灭菌导管采集 20mL 胃液并培养。使用附有冲洗功能的内镜（GIF Q260J，奥林巴斯公司）用 2000mL 的生理盐水洗净胃腔。

细心地使用 2000mL 生理盐水洗净食道、胃，并将清洗液全部吸引出。之后一边退出内镜，一边对胃、食道及套管进行清洗，最终退出内镜。对面部、牙套、口周围也同时使用碘伏进行消毒，在更换使用环氧乙烷灭菌后的内镜后，内镜医生及助手进行洗手，进行清洁操作（图 1、图 2）。使用软性内镜全层切除胃壁后经口将肿瘤取出。在封闭肿瘤切除部并取出肿瘤后，不进行胃清洗及腹腔侧清洗，使用 20mL 蒸馏水向胃壁喷洒，通过灭菌导管采集 20mL 胃液进行培养。此外，从腹腔镜穿刺孔处采集 20mL 腹水进行培养。

进行 LECS 的 16 例患者的年龄、性别、切除部位、切除直径、切除时间、住院日数如表 1 所示。

对系统进行胃内清洗组的 LECS 前胃液培养、LECS 结束时胃液培养及 LECS 结束时腹水培养的细菌量的变化在对数下进行比较，发现 LECS 前胃液培养的中位数为 6.13（95%

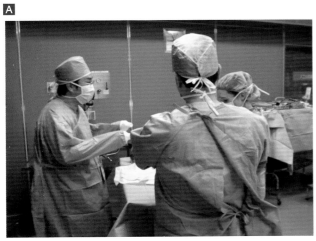 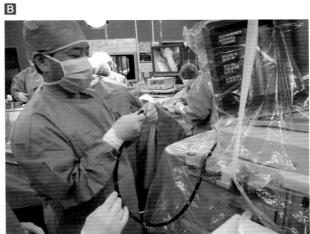

图 1　内镜医生和内镜光源机体的清洁操作

**A**：在清洗消化管内后，对面部、牙套、口周围使用碘伏进行消毒，在更换使用环氧乙烷灭菌后的内镜前，内镜医生及助手洗手，进行清洁操作。

**B**：内镜光源机体也使用脑外科手术所使用的灭菌乙烯树脂膜覆盖，将其作为清洁区域。

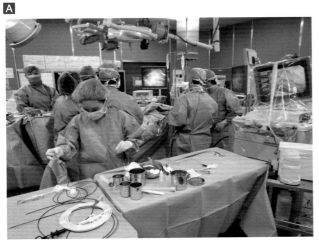 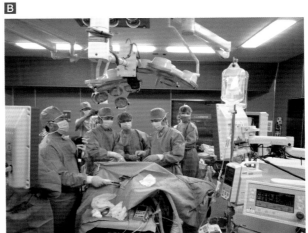

图 2　软性内镜和器材的清洁操作和手术室设置

**A**：如照片靠前部分所示，所有的软性内镜和器材都放置于清洁区域。

**B**：使用清洁单覆盖患者头部、颜面部，内镜医生的清洁程度与外科医生相同。

表 1　进行 LECS 的 16 例患者的背景资料

| | 未进行系统清洗（n = 10） | 进行系统清洗（n = 6） | *P* 值 |
|---|---|---|---|
| 年龄（岁） | 53~79 (69.9±7.8) | 49~77 (68.5±8.7) | \* 0.465 |
| 性别（男 / 女） | 5/5 | 4/2 | \*\* 0.715 |
| 病变部位（U/M/L） | 5/4/1 | 4/2/0 | \*\* 0.135 |
| 手术时间（min） | 131~251 (156.4±73.7) | 121~243 (143.7±72.8) | \* 0.091 |
| 切除直径（mm） | 27~42 (36.8±15.0) | 25~43 (34.9±13.9) | \* 0.683 |
| 住院天数（天） | 9 (7~14) | 7 (5~12) | \* 0.021 |

SD：标准差；U：胃上部；M：胃中部；L：胃下部；\*：独立样本 t 检验；\*\*：卡方检验。

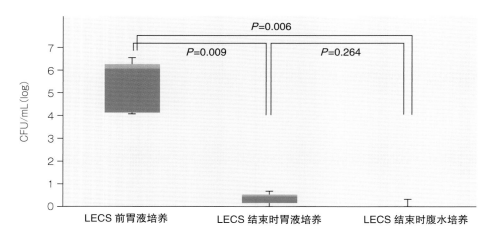

**图3　系统进行胃清洗组中因清洗发生的细菌量变化**

对系统进行胃内清洗组的 LECS 前胃液培养、LECS 结束时胃液培养及 LECS 结束时腹水培养的细菌量的变化在对数下进行比较，发现 LECS 前的胃液培养与 LECS 结束时胃液培养间有统计学差异，细菌数受到了抑制。LECS 前的胃液培养与缝合闭锁后的腹水培养进行比较，细菌数也受到抑制，有统计学差异（P=0.006），而 LECS 后的胃液培养与腹水培养之间的细菌数没有明显的统计学差异，可进行同等清洁程度的操作。

**表2　LECS 前后临床数据的差异**

| | | 未系统清洗（n = 10） | 系统清洗（n = 6） | *P* 值 (Unpaired t-test) |
|---|---|---|---|---|
| WBC（/μL）中位数（95% CI） | LECS 前 1 天 | 4 968（4 250~9 640） | 4 451（3 660~7 620） | 0.136 |
| | LECS 后 1 天 | 13 450（5 050~14 560） | 9 110（5 480~9 980） | 0.036 |
| | LECS 后第 3 天 | 6 910（5 320~12 520） | 5 950（4 840~7 860） | 0.045 |
| CRP（mg/mL）中位数（95% CI） | LECS 前 1 天 | 0.07（0.02~0.61） | 0.04（0.01~1.12） | 0.171 |
| | LECS 后 1 天 | 6.01（3.78~7.64） | 2.12（0.41~6.10） | 0.004 |
| | LECS 后第 3 天 | 5.12（0.77~19.1） | 2.13（0.15~4.92） | 0.031 |

将未系统清洗的分组与系统清洗的分组进行比较，对于 LECS 前后 WBC（/μL）的改变，在 LECS 的前 1 天，两组间没有统计学差异，LECS 后 1 天可见统计学差异。在 LECS 后第 3 天也有统计学差异。对于 CRP（mg/mL）的改变，LECS 前 1 天两组间没有差异（P=0.171），LECS 第 2 天两组间有统计学差异。LECS 后第 3 天也有统计学差异。

CI：4.12~6.88），LECS 结束时胃液培养的中位数为 0.47（95%CI：0~0.88），切口缝合闭锁后从穿刺孔得到的腹水培养中位数为 0.01（95%CI：0~0.75）。LECS 前胃液培养与 LECS 结束时胃液培养间有统计学差异，细菌数受到了抑制（P=0.009）。LECS 前胃液培养与缝合关闭后腹水培养，细菌也是受到抑制的，有统计学差异（P=0.006），而 LECS 后胃液培养与腹水培养之间的细菌数没有明显的统计学差异（P=0.264，图 3）。

　　表 2 中显示两组间的临床数据。未进行系统清洗的组与进行了系统清洗的组中，对于 LECS 前后 WBC（/μL）的变化，在 LECS 前 1 天，两组间没有统计学差异（P=0.136），LECS 后 1 天可见统计学差异（P=0.036），LECS 后第 3 天也有统计学差异（P=0.045）。对于 CRP（mg/mL）的变化，LECS 前 1 天，两组间没有差异（P=0.171），LECS 后 1 天两组间有统计学差异（P=0.004），LECS 后第 3 天也有统计学差异（P=0.031）。

　　在对胃 GIST 进行 LECS 的手术前后，通过对胃进行系统清洗，胃内的细菌量明显降低，将缝合后的胃液培养及缝合后的腹水在 37℃ 条件下培养 48h，均可见细菌数受到抑制，有统计学差异。在培养时检测出的细菌为正常的口腔定植菌，如 *Streptococcus salivarius*、*Streptococcus mitis*、*Streptococcus mitior*、*Streptococcus mutans*、*Porphyromonas gingivalis*、*Bacterionema matruchotii*、*Propionbacterium acnes*，是口腔代表性正常定植菌群。在口腔内，这些口腔正常菌群的分布区域中的优势菌群也大部分不怎么变动。

因此，口腔内的正常菌群的感染能力不能忽视。如在临床上行胃造瘘时，使用 pull 法则口腔内的常在菌群会引起瘘孔的感染及发生腹膜炎；使用 push 法，则引起瘘孔感染或腹膜炎等并发症就减少。

聚乙烯吡咯酮碘液通过碘的氧化能力进行杀菌，同时也可能损伤正常的活体细胞，虽然没有这方面的报道，但不能否定其会损伤胃黏膜。使用生理盐水或蒸馏水清洗胃腔与使用碘伏清洗胃腔有相同的效果，目前对 5% 以上浓度的碘伏是否损伤胃黏膜还不清楚，所以从胃内清洗的安全性来看，使用生理盐水或蒸馏水是较为妥当的。

LECS 术前进行胃内清洗显示具有与使用消毒水消毒一样的减少细菌的效果，在临床数据上也能得到良好的结果，可视为 LECS 施行时软性内镜的系统性无菌操作。

**文献**

[1] Boyce JM，Pittet D：Guideline for Hand Hygiene in Health-Care Settings. MMWR 2002；51：41-45.

[2] Akkersdijk WL，van Bergeijk JD，van Egmond T，et al：Percutaneous endoscopic gastrostomy（PEG）：comparison of push and pull methods and evaluation of antibiotic prophylaxis. Endoscopy 1995；27：313-316.

[3] Mori H，Kobara H，Tsushimi T，et al：Reduction effect of bacterial counts by preoperative saline lavage of the stomach in performing laparoscopic and endoscopic cooperative surgery. World Journal of Gastroenterology in press.

# 胃癌中胃内清洗液的细胞学诊断——LECS 及游离癌细胞

**大木亚津子，阿部展次，杉山政则**

杏林大学医学部外科

对胃癌 LECS 进行讨论时，一定会谈到胃内游离的癌细胞向腹膜内播种的可能性。当然，如果使用经典 LECS 的话，要让胃内液体完全不漏至腹腔内是不可能的。同时，在腹腔镜内镜操作的过程中，也可能导致癌细胞的直接播散。但是从源头上看，胃癌患者胃液中是否存在游离癌细胞？如果存在的话，是否会引起腹腔播种？

最近，在流行的全腔镜下胃癌根治及消化道吻合术结束前，胃液或十二指肠液都可能会向腹腔内漏出。在开腹手术时，胃液与十二指肠流入腹腔也是常有的事。此外，对胃癌进行胃切除的时候，常在不进行胃和十二指肠清洗的情况下，进行严格的吻合操作。但是，在这些手术之后，由胃内游离癌细胞或手术操作引起的腹膜播种再发或吻合口处再发的例子极少。从外科医生的经验来看，胃内是否存在游离癌细胞，胃液漏出后是否会引起腹膜种植？笔者一边思考这样的问题，一边对胃内灌洗液中的游离癌细胞进行了以下的研究，得到了很有价值的结果。

---

**【研究内容】**

对 136 例胃癌患者进行胃内清洗，对洗净液中的异型腺细胞（怀疑游离癌细胞）的检出率和细胞形态进行讨论（表1）。向胃内插入内镜观察肿瘤后，将 Lactec®(乳酸林格氏液)(n=28) 或蒸馏水（n=108）喷洒至肿瘤中心，回收清洗液。在行 ESD 病例中，完成全周切开时，喷洒并回收清洗液（图1）。将清洗液快速离心，对沉渣进行涂片，进行细胞学诊断（Papanicolaou 染色，Giemsa 染色）。之后探讨与病理诊断的相似性，当核的形态与主要病灶的 HE 染色结果基本一致时，判定为怀疑为癌的异型腺细胞阳性。

**【结果】**

异型腺细胞检出率在 Lactec® 中为 46%，在蒸馏水中为 6%(表1)。使用 Lactec® 进行喷洗时，进展期癌的异型腺细胞的检出率较高（83%）。得到的异型腺细胞的形态在 Lactec® 组能够得到相对较好的维持（图2A）。而在蒸馏水中，细胞发生膨胀变性，裸核化（图2B）。

---

笔者的研究结果如下：

·胃癌患者胃内存在游离癌细胞的概率较高。

·即使只通过灌洗胃癌，也可让癌细胞向胃内游离。而游离癌细胞是否存在播种能力仍需

图 1　内镜图像

向肿瘤喷洒清洗液，在内镜下回收。

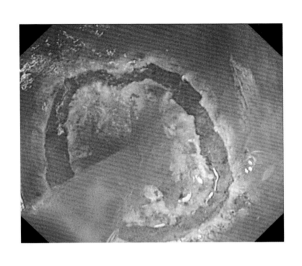

表 1　不同清洗液中异型腺细胞的检出率

| | 早癌 | 进展期癌 | ESD 中 | 总计 |
| --- | --- | --- | --- | --- |
| Lactec® (n = 28) | 4/10（40%） | 5/6（83%） | 4/12（33%） | 13/28（46%） |
| 蒸馏水（n = 108） | 2/44（5%） | 2/31（7%） | 2/33（6%） | 6/108（6%） |

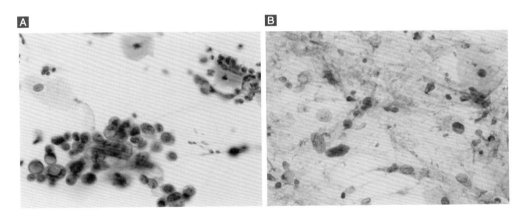

图 2　细胞学诊断

**A**：使用 Lactec® 进行细胞学诊断（Papanicolaou 染色）：异型腺细胞的形态能够相对较好地维持。
［Ⅱ a＋Ⅱ c，ss，sig＞por2＞tub2，ly2，v2，LNM（-）0/26］
**B**：使用蒸馏水进行细胞学诊断（Giemsa 染色）：异型腺细胞发生膨胀、裸核化，细胞被破坏。
［Ⅱ c，tub2，m，UL（＋），ly0，v0，LNM（-）0/22］

要从其他角度进行研究，从这个研究得不出结论。此外，也要特别说明，在蒸馏水组中，异型腺细胞的检出率为 6%，不仅较低，且受渗透压的影响，细胞遭到破坏，其细胞形态难以认为有活性。

总体来说，不限于 LECS，在其他的胃癌手术中，胃内液体漏至腹腔内的话，癌细胞也一同漏出的可能性很高。这些癌细胞恐怕不具有播种能力或者说是腹腔内环境不支持播种。对于 LECS 中腹腔播种可能性的疑问，笔者认为，虽然可能不至于引起腹膜播种，但倘若使用蒸馏水进行充分的胃内灌洗，会有助于最大限度地防止胃内液体漏至腹腔内，该方法是预防腹膜播种的有效途径。

# 脐部切口的成形

长尾沙耶香，渡边　学，齐田芳久
东邦大学医疗中心大桥医院外科

　　目前，LECS 是适合良性疾病的一个术式，在不损伤安全性的范围内，其美观性也是很重要的。虽然使用细径钳子可使切口最小，但是切下的组织如不能经口取出，就不得不延长切口。通常要将脐部的切口纵向切开 2~3cm 取出标本。而如果为了保证充足的切口，让切开线离开脐部（图 1），便会影响美观性。在此，以笔者科室进行的单孔式内镜手术的皮肤切口为参考，对脐部切口的美观性进行探索。

　　一般认为，向上的、纵长的、较深的脐的形状是理想的形状，但每个人的形状都不尽相同。此外，婴儿期的肚脐是横向的，随着身体的生长，逐渐变为纵向。到了壮年期，由于脂肪的重量及皮肤的松弛，会从 T 字形变为横形。

　　脐的形状分为 6 种，如图 2 所示，对应各自的形状进行切开，切开线不脱离肚脐，可达到足够大的切口。通过这种切开法可插入单孔式内镜手术的单孔平台，对于适合 LECS 手术的 5cm 以下的肿瘤也可取出。在实际的手术时，脐部的观察孔多切开至可容纳并插入观察穿刺器的程度。尽管有时预定是将切下的组织经口取出，但也要想到有时难以经口取出，在插入观察穿刺器前，对应脐的形状标记皮肤切开线（图 2 红线部分）。特别是对于横形脐，行纵向切开会显著地影响美观性。如果进行横向切开的话，便不会出现明显的瘢痕（图 3）。

　　如果一味地拘泥于美观性而强行经口取出的话，可能会引起梨状窝损伤等并发症。在内镜下，如果不能通过回收袋顺利地取出组织，应尽量不改变脐的形状而扩大切口将切下的组织取出，可兼顾安全性及美观性。如果要追求最终的美观性，则要通过经自然腔道内镜手术（natural orifice transluminal endoscopic surgery，NOTES）技术才能不在体表留下痕迹，但目前还没有开发出新的设备来完成这种技术。通过使用更细的钳子和使用本次介绍的切开方法，结

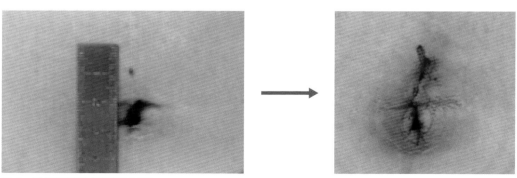

**图 1　脐部穿刺孔切口切开 20mm**
如果只是平时的观察孔，翻开脐进行皮肤切开，可将切口隐藏于脐内部。但为了取出标本而留置 20mm 的皮肤切口，脐的形状便无法保证美观了。

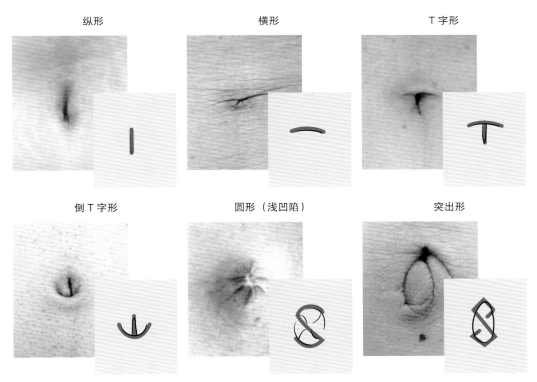

图 2　脐的形状及皮肤切开线

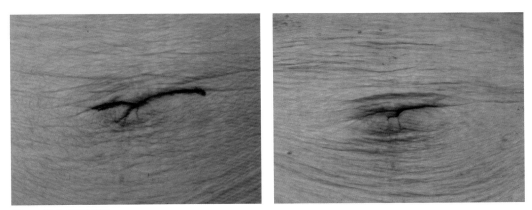

图 3　横向切开皮肤

沿着皮纹对应脐的形状进行切开，可使术后脐部变形最小。

合已有的技术，希望以后的 LECS 可成为安全的、美观性较高的手术操作。

## 文献

[1] 三鍋俊春：脐の正しい位置と美しい形状．形成外科 2013；56（1）：11-17.

[2] 比企直樹：GIST に対する過剰な胃切除を防ぐ内視鏡・腹腔鏡併用手術．癌と化学療法 2011；38（5）：728-732.

# 对 LECS 的展望
## ——从外科医生的立场看

**吉川贵己，尾形高土，长　晴彦**
神奈川县立癌中心消化外科

　　LECS 目前较好的适应证主要是以胃间质瘤为主的黏膜下肿瘤。但是，如同本书所介绍的，胃癌行 LECS 也有很大的可能。

　　当进行前哨淋巴结导航手术时，有必要进行包括前哨淋巴结在内的区域清扫。只要是满足基准的早期胃癌，即使有前哨淋巴结转移，也局限于区域内的转移。所以通过进行区域清扫可缩小标准手术所要求的清扫范围，也会出现只需要进行部分切除就可治愈的胃癌。

　　通过 LECS 进行部分切除，时常讨论的就是胃腔的开放及胃液向腹腔内的播散。原本如果对早期胃癌进行标准的胃切除术，则基本可在不开放胃腔的情况下完成清扫与切除。而在通常的 LECS 中，因为要开放胃腔，癌会暴露于腹腔，胃液也会有漏入腹腔的危险。

　　目前也存在如"胃癌是否会通过接触腹腔内的脏器发生腹膜转移？""胃液中混有癌细胞，胃液漏向腹腔中是否会引起腹膜转移"等问题。但是，现已开发出在不开放胃腹腔的情况下进行局部切除的技术。如果使用 Crown 法、NEWS、CLEAN-NET 等方法，也就没有这样的疑问了。今后肯定会开发出更加简便的新方法。

　　前哨淋巴结导航手术仍在发展过程中。目前，确定前哨淋巴结不是仅仅在术中识别，还有必要进行系统的综合分析。此外，为了正确评价是否存在前哨淋巴结的转移，必须花时间进行病理组织学检查。因此，就必须进行区域淋巴结清扫。如果能够解决这些问题，对于确定没有前哨淋巴结转移的病例，便没有必要进行区域清扫，进行 LECS 下病变部分的胃切除术即可完成对癌的治疗。

　　现在也有尝试在术中示踪前哨淋巴结的研究。通过联合使用近红外荧光尝试确定淋巴回流及前哨淋巴结也有一定的价值。希望可通过质量较高的临床试验证明其正确性。

　　此外，作为可在术中短时间内正确示踪、明确是否有前哨淋巴结转移的一种方法，OSNA 法（one-step nucleic acid amplification）得到了应用。OSNA 法是通过使用 RT-PCR 扩增淋巴结中癌细胞由来的细胞角蛋白 19 mRNA 的一种方法，仅 40min 便可迅速且正确地检出。最近，多中心的临床研究已证明其在胃癌中的正确性。期待未来的进一步发展。

　　通过这些技术革新，在不远的未来，有可能在某一天对于早期胃癌会出现"近红外荧光引导下前哨淋巴结活检 / 使用 OSNA 示踪的 LECS 下的胃部分切除术"。

　　另一方面，早期胃癌的淋巴结转移的概率约为 20%，即使随着技术的革新，对于转移阳性的病例必须进行区域淋巴结清扫。也一定会出现仅进行 LECS 胃部分切除也不能解决问题的病例。因需要进行淋巴结清扫，就要将胃周围的血管和神经一同切除，所以无法保留胃功能。能否进行保留血管及神经的淋巴结清扫呢？比如，当肿瘤位于胃小弯侧前壁时，使用腹腔镜的放大视野，只处理小弯前壁的长分支和中央短分支，保留小弯后壁长分支及至胃左动脉的血管，是否可以进行这样的清扫？为了保留脾脏而进行的高选择性清扫是直视开放手术技术。期待进一步发展的腹腔镜手术出现新的清扫的概念和技术。

　　此外，如果能够通过非手术的方法清扫早期胃癌中转移的淋巴结，则所有的早期胃癌只要通过"LECS 下的胃部分切除术"就能进行治疗了。如果可进行非手术的清扫，便可完整地保存胃的功能。

在美国，在胃癌手术只进行 D0 或 D1 清扫的时代，进行了术后追加化学放射性治疗的实验性治疗，就是那个有名的 intergroup study。Macdonald 等以接受了胃癌根治切除术（大部分为 D0 或 D1 清扫）的患者为对象，把只进行手术治疗组作为对照组，术后在手术范围内使用 5-FU/ 亚叶酸联合 45Gy 放疗进行临床试验，对其生存的优越性进行讨论，开展了 Phase Ⅲ 试验。其结果是，只进行手术的 5 年生存率为 20%，而接受了化学放射治疗的生存率约为 40%，有统计学意义的改善。然而，在接受 D2 清扫的病例中，术后辅助化学放射线疗法的预后没有明显改善。此外，由韩国进行了 D2 胃切除术后使用卡培他滨 / 奥沙利铂联合放射试验治疗的试验。虽然比较遗憾地发现结果没有意义，但对于亚型进行分析，其中淋巴结转移阳性的病例中还是有明显的改善效果。如果能用放疗、化疗的方法代替手术清扫淋巴结，将非常有意义。

## 文献

[1] Kitagawa Y，Takeuchi H，Takagi Y，et al：Sentinel node mapping for gastric cancer：a prospective multicenter trial in Japan. J Clin Oncol 2013；31：3704.

[2] Nunobe S，比企 N,Gotoda T,et al：Successful application of laparoscopic and endoscopic cooperative surgery(LECS) for a lateral-spreading mucosal gastric cancer. Gastric Cancer 2012；15：338.

[3] Goto O，Takeuchi H，Kawakubo H，et al：Feasibility of non-exposed endoscopic wall-inversion surgery with sentinel node basin dissection as a new surgical method for early gastric cancer：a porcine survival study. Gastric Cancer 2014；[Epub]

[4] Inoue H，Ikeda H，Hosoya T，et al：Endoscopic mucosal resection，endoscopic submucosal dissection，and beyond：full-layer resection for gastric cancer with nonexposure technique（CLEAN-NET）. Surg Oncol Clin N Am 2012；21：129.

[5] Nimura H，Narimiya N，Mitsumori H，et al：Infrared ray electronic endoscopy combined with indocyanine green injection for detection of sentinel nodes of patients with gastric cancer. Be J Surg 2004；91：575.

[6] Kumagai K，Yamamoto N，Miyashiro I，et al：Multicenter study evaluating the clinical performance of the OSNA assay for the molecular detection of lymph node metastases in gastric cancer patients. Gastric Cancer 2014；17：273.

[7] Macdonald JS，Smalley SR，Benedetti J，et al：Chemoradiotherapy after surgery compared with surgery alone for adenocarcinoma of the stomach or gastroesophageal junction. N Engl J Med 2001；345：725.

[8] Lee J，Lim do H，Kim S，et al：Phase Ⅲ trial comparing capecitabine plus cisplatin versus capecitabine plus cisplatin with concurrent capecitabine radiotherapy in completely resected gastric cancer with D2 lymph node dissection：the ARTIST trial. J Clin Oncol 2012；30：268.

**V LECS 相关基础及展望**

# 对 LECS 的展望
# ——从内镜医生的立场看

河野 真，铃木 翔，后藤田卓志

东京医科大学消化内科

## 对内镜医生而言的 ESD 与 LECS

最近有关医疗的电视剧逐渐增多，其中技术出色的外科医生深得人们瞩目，特别是女医生的故事更是博得了很高的人气。

对于内镜医生来说，也有不少外科的操作技术，以内镜黏膜下层剥离术（endoscopic submucosal dissection，ESD）为主的内镜治疗就是其中之一。ESD 是内镜医生所追求的高级的内镜技术，是与外科最相关的部分。同时，只通过内镜便可完成从诊断到治疗的过程也是其魅力所在。事实上，有不少年轻医生就是因为这些魅力而选择做消化内科医生的。

ESD 的黎明期相当艰苦，现已通过努力将其改善为常规的技术，与设备的开发、普及相结合，极大地改变了对早期胃癌的治疗策略。现在，在医科学生的教科书及维基百科中也将其列为合理的治疗，在世界范围内被广泛推广。

内镜医生在 ESD 从开发到发展的过程中耳濡目染的同时，也一直以掌握 ESD 技术为目标，但心里最在意的还是后 ESD 时代。虽然在文章开头对 ESD 的发展有了初步的介绍，但本书主要还以介绍 LECS 为主。LECS 照着双镜联合技术（laparoscopic and endoscopic cooperative surgery）的字面意思，是腹腔镜与消化道内镜联合下进行的治疗，近年来受到非常多的关注。

## 对 LECS 的展望

LECS 受到关注的理由，不只是因为与以往的手术相比具有低侵袭性并能保存脏器功能的优点，还因为所具有的可发展性和可能性。当前，LECS 主要在胃黏膜下肿瘤领域使用，但不局限于此，对于上皮性肿瘤或胃以外的消化道肿瘤的应用也在尝试中。此前，即使在适应证上可进行 ESD 治疗的病变，因为部位或瘢痕的原因在技术上较难完成治疗时，或者治疗的风险较高的病例，如今也可以应用 LECS。从患者风险的这一点看，LECS 的未来也是可期待的。

此外，也期待将来会得到更多的应用。ESD 目前仅适用于无淋巴结转移的病变。另一方面，即使是早期胃癌，如果伴有淋巴结转移的风险，则不在适应证内。LECS 有可能成为 ESD 适应证外病变的新选择。为了克服困难，医生进行了各种各样的探索，其中之一就是关于淋巴结转移的风险，如对可能有淋巴结转移的病例进行前哨淋巴结导航手术（sentinel node navigation surgery，SNNS），对排除淋巴结转移的，有些病例或许可通过全层切除实现治愈性手术。此外，对于上皮性肿瘤的治疗也是一个问题。对于因接触病灶有引起种植转移风险的病例，目前有了改良的非穿孔式内镜下胃壁内翻切除术（non-exposed endoscopic wall-inversion surgery, NEWS）或 CLEAN-NET 等方法。像这样，如果能克服各种各样的问题，就可以通过 LECS 选择并治疗病变，就有可能在以往内镜医生无法踏入的区域进行治疗。此外，国外也有向内镜治疗的领域引入机器人的外科手术，这样的组合在未来也有实现的可能。

## 对 LECS 的期待

在 pubmed 上检索 LECS 的话，来自日本的报道还是很多的，也可见东亚各国散在的报道。实际上，在包含欧美的海外，都在想怎样才能见到这样的 LECS、今后怎样才能引进这样的手术。现在，日本的内镜技术在世界上处于顶尖水平，腹腔镜切除术及以 ESD 为代表的内镜切除术在世界上至少也是处于领先水平。然而，目前我们也在担心是否会因盲目自信于这种杰出的技术而只沉浸在我们自己的世界中，也担心最近不绝于耳的加拉帕戈斯化。

在对 LECS 的将来抱有大期待的同时，为了进一步发展，要将其进一步普及，将其简化，使之能够满足世界的需要，并且也需要循证的支持，这些都是很重要的。为了克服这些问题，内科和外科的进一步合作是必要的，如果有相关循证的报道，对于内镜医生来说将会得到很大的帮助。然后，进一步祝愿 LECS 在未来成为一个有魅力的治疗技术，吸引更多的年轻医生从事这个治疗技术并以这一领域为工作目标。

**译者注：** 加拉帕戈斯化是日本的商业用语，指在孤立的环境下，独自进行"最适化"，而丧失与区域外的互换性，面对来自外部适应性和生存能力高的品种（制品、技术），最终陷入被淘汰的危险，以进化论的加拉帕戈斯群岛生态系作为警语。

## 文献

[1] 比 企 N，Yamamoto Y，Fukunaga T，et al：Laparoscopic and endoscopic cooperative surgery for gastrointestinal stromal tumor dissection. Surg Endosc 2008；22；1729-1735.

[2] Gotoda T，Yanagisawa A，Sasako M，et al：Incidence of lymph node metastasis from early gastric cancer-estimation with a large number of cases at two large centers. Gastric Cancer 2000；3；219-225.

[3] 竹内裕也ほか：センチネルノードナビゲーション手術＋ESD. 消化器内視鏡 2011；23；901-906.

[4] Goto O，Mitsui T，Fujishiro M，et al：New method of endoscopic full-thickness resection：a pilot study of non-exposed endoscopic wall-inversion surgery in an ex vivo porcine model. Gastric Cancer 2011；14；183-187.

[5] Inoue H，Ikeda H，Hosoya T，et al：Endoscopic mucosal resection，endoscopic submucosal dissection，and beyond：full-layer resection for gastric cancer with nonexposure technique（CLEAN-NET）. Surg Oncol Clin N Am 2012；21；129-140.

©2021，辽宁科学技术出版社。
著作权合同登记号：第06-2017-280号。

**图书在版编目（CIP）数据**

消化道双镜联合手术图谱/（日）日本腹腔镜内镜联合手术研究会编；管文贤，钟文其，邹晓平译.—沈阳：辽宁科学技术出版社，2021.2
　　ISBN 978-7-5591-1401-3

　　Ⅰ.①消… Ⅱ.①日… ②管… ③钟… ④邹… Ⅲ.①消化系统疾病－内窥镜检－图谱 Ⅳ.① R570.4-64

　　中国版本图书馆 CIP 数据核字（2019）第 241931 号

出版发行：辽宁科学技术出版社
　　　　　（地址：沈阳市和平区十一纬路25号　邮编：110003）
印 刷 者：辽宁新华印务有限公司
经 销 者：各地新华书店
幅面尺寸：210 mm × 285 mm
印　　张：10.75
字　　数：250 千字
出版时间：2021 年 2 月第 1 版
印刷时间：2021 年 2 月第 1 次印刷
责任编辑：郭敬斌
封面设计：顾　娜
版式设计：袁　舒
责任校对：尹　昭　王春茹

书　　号：ISBN 978-7-5591-1401-3
定　　价：128.00元

编辑电话：024-23284363　13840404767
E-mail：guojingbin@126.com
邮购热线：024-23284502
http：//www.lnkj.com.cn